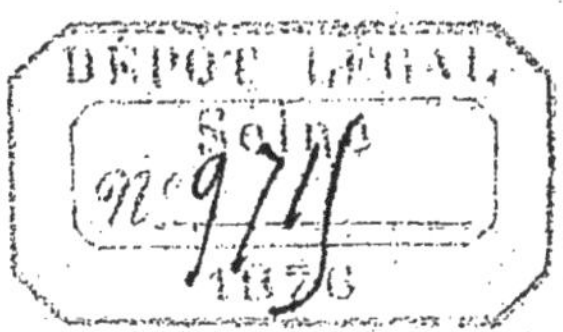

DE LA

LYMPHADÉNITE PÉRI-UTÉRINE

(PHLEGMON DES LIGAMENTS LARGES)

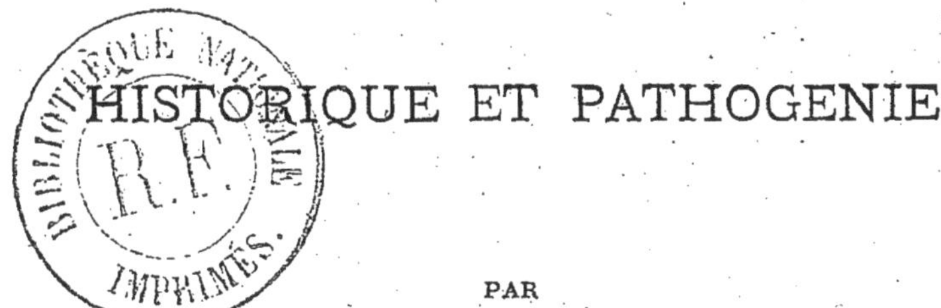

HISTORIQUE ET PATHOGENIE

PAR

Le Dr Georges AUGER,

Interne en médecine et en chirurgie des hôpitaux de Paris,
Médaille de bronze de l'Assistance publique,
(Externat 1872),
Membre correspondant de la Société anatomique.

PARIS

V. ADRIEN DELAHAYE et Cᵒ, LIBRAIRES-ÉDITEURS

Place de l'Ecole-de-Médecine.

1876

DE LA LYMPHADÉNITE PÉRI-UTÉRINE

(PHLEGMON DES LIGAMENTS LARGES).

Historique et Pathogénie

INTRODUCTION.

De toutes les phlegmasies du bassin, chez la femme, une des moins bien connues est certainement celle que l'on désigne aujourd'hui sous le nom de *phlegmon des ligaments larges*.

Étudiée seulement dans ses symptômes et sa terminaison au commencement de ce siècle, son siége était vaguement déterminé. M. Nonat la confondit dans ses inflammations péri-utérines. Niée en dehors de la puerpéralité par M. Bernutz, il faut arriver jusqu'à la thèse de Frarier pour voir son histoire s'établir sur des bases scientifiques.

Ses symptômes, sa marche et ses terminaisons sont parfaitement connus, mais bien des points sont encore obscurs dans son histoire.

En 1870, M. Lucas Championnière, en appelant l'attention des médecins sur les lymphatiques et les lymphangites utérines, fit faire un nouveau pas à la question. On commença à s'occuper sérieusement de la pathogénie de ces inflammations. On reconnut que la puerpéralité

n'était point essentielle à leur formation, et que si les phlegmons, suites de couches, étaient les plus fréquents, il ne fallait point les attribuer à l'accouchement en lui-même, mais aux conditions nouvelles dans lesquelles se trouvaient le corps et le col de l'utérus, par suite de cet acte physiologique.

Cet organe est, à ce moment, le siége d'un traumatisme violent, le col est toujours ou déchiré ou violemment contus; qu'une cause d'irritation survienne, on s'explique alors facilement une lymphangite, une lymphadénite de voisinage. Le phlegmon est créé.

Déjà, en 1872, pendant notre externat à l'hôpital Lariboisière, notre savant et excellent maître M. le docteur Siredey nous avait fait remarquer combien cette explication était simple et satisfaisait l'esprit. En 1876, alors que nous étions devenu son interne, M. Siredey appela de nouveau notre attention sur ce point, et nous engagea fortement à en faire le sujet de notre thèse inaugurale.

Nous avons eu l'occasion de suivre cette année un certain nombre de phlegmons des ligaments larges; nous avons fait quelques autopsies, nous en avons surtout recueilli un certain nombre dans les auteurs; c'est cette étude et la comparaison de tous ces faits que nous soumettons aujourd'hui à la bienveillance de nos juges.

Qu'il nous soit permis de remercier ici publiquement notre savant maître, M. le docteur Siredey, pour toutes les bonnes leçons que nous avons reçues de lui (externat 1872, internat 1876), et en particulier pour la bienveillance avec laquelle il a bien voulu nous abandonner toutes ses idées personnelles sur la pathogénie de l'inflammation du ligament large. Nous prions aussi M. le docteur Lucas Championnière de vouloir bien recevoir tous nos remercîments pour tous les renseignements qu'il a bien voulu nous communiquer.

Mais avant d'entrer en matière, nous devons quelques mots d'explication sur le titre que nous avons choisi; nous avouerons notre embarras, changer une dénomination admise par tous, c'est toujours une chose grave, et nous avons hésité longtemps. Cependant, comme il y avait autre chose qu'un vieux nom, mais une véritable erreur scientifique cachée derrière cette dénomination, toutes nos hésitations sont tombées.

En effet, nous verrons ce phlegmon siéger non-seulement dans le tissu cellulaire du ligament large, dans la fosse iliaque, mais même dans le tissu cellulaire situé derrière le rein, suivant le siége des ganglions enflammés. Aussi avons-nous cru que le mot de lymphadénite péri-utérine, qui lui n'indiquait en aucune façon le siége, mais seulement la nature de l'inflammation, était beaucoup plus approprié comme se rapportant mieux à tous ces cas.

Nous diviserons notre travail en deux grandes parties.

La première partie comprendra l'historique, — une seconde, la pathogénie.

CHAPITRE PREMIER

HISTORIQUE

Notre intention en faisant l'historique de la lymphadénite péri-utérine, n'est pas de faire simplement une énumération des auteurs qui ont écrit sur ce sujet, avec le titre et la date de leurs ouvrages; mais de rechercher par quelles phases ont dû passer les esprits pour arriver aux données actuelles, sur ce point de la pathologie utérine.

Nous serons souvent forcé de parler de lésions, que le titre de notre thèse semblerait devoir écarter; mais, la limitation précise du phlegmon de ligament est si moderne que nous avons dû étudier presque toutes les tumeurs pelviennes pour y trouver notre phlegmon.

Nous diviserons cet historique en trois grandes périodes :

Une première période s'étendant jusqu'au mémoire de Grisolle et dans laquelle, après des tâtonnements, on arrive à reconnaître l'existence d'un phlegmon siégeant dans le tissu cellulaire du ligament large; bien des théories seront émises sur la nature de ces abcès, sur leur pathogénie, mais les théories tomberont et il restera le fait, présence de pus dans le tissu cellulaire doublant le ligament large.

Une seconde période commence avec le mémoire de Grisolle, tout est alors remis en question, tout est confondu, c'est le phlegmon iliaque qui domine la scène.

Le phlegmon du ligament large apparaît de nouveau au milieu des phlegmons péri-utérins de Nonat; alors survient la fameuse discussion entre la pelvi-péritonite et le phlegmon péri-utérin. Avec Frarier le phlegmon du ligament large prend rang dans la science, et encore ne l'admet-il que comme suite de couches.

Dans la troisième période, le phlegmon du ligament large a son siége fixe, sa symptomatologie définie, mais toute son histoire n'est pas faite, Frarier ne l'admet que comme suite de couches. Sa pathogénie et son étiologie sont encore à faire : propagation de l'inflammation du tissu utérin au tissu cellulaire, pour les uns, c'est de la lymphangite, de la phlébite, pour d'autres.

Sous l'influence des idées régnantes sur la fièvre puerpérale on veut faire même du phlegmon des ligaments larges une manifestation de cette maladie, et il nous faut arriver jusqu'à ces dernières années, aux travaux de M. Lucas Championnière sur les lymphatiques utérins, au mémoire de M. Siredey sur la non-existence de la fièvre puerpérale pour voir le jour se faire sur cette affection utérine; le phlegmon du ligament large ne sera plus alors qu'une simple lymphadénite avec propagation au tissu cellulaire ambiant.

Première période.— Dans la première période de l'existence du phlegmon du ligament large nous assistons pour ainsi dire à sa naissance, et c'est toujours à la suite de couches que les anciens auteurs en ont parlé.

Paul d'Égine est le premier qui l'ait rencontré : il le désigne sous le nom d'*abcès de matrice*. Il faut arriver au XVIe siècle pour retrouver signalés ces abcès de la matrice, avec Nicolas Roche (1) (1544), Jean Liébaut (1582). Ces chirurgiens, tout en ignorant leur siége, connaissaient très-bien les différents lieux où ces abcès pouvaient s'ouvrir. Guillemeau, élève d'Ambroise Paré, dans un chapitre intitulé : *Inflammation et ardeur de matrice*, parle d'inflammation qui survient à la suite de mauvais accouchements « ou en toute sa substance, ou en son corps, ou en son col, ou en quelque partie. » Cette inflammation est avec ou sans matière.

Au XVIIe siècle, Mauriceau, dans son *Traité des maladies des femmes grosses*, parle des abcès intra-pelviens qu'il rattache, avec de la Motte (XVIIIe siècle) (2), à la rétention des vidanges dans les vaisseaux. Ce dernier cite l'observation d'une jeune femme qui eut un abcès du bas-ventre, ouvert à la région hypogastrique. Sabatier fait remarquer que cet abcès siégeait dans l'épaisseur des parties extérieures du ventre sans communication avec sa cavité.

En 1760 paraît le mémoire de Puzos sur les dépôts laiteux (3). Il cite les observations de Mauriceau et de de la Motte pour en faire des dépôts laiteux, mais il est plus explicite sur le siége de ces dépôts que les auteurs qui l'ont précédé, il les place dans le tissu cellulaire, sous le péritoine, dans les ligaments larges, dans les ovaires. Van Swieten, dans ses Aphorismes, leur attribue

(1) Marchal, de Calvi, *Des abcès phlegmoneux intra-pelviens* (thèse d'agrégation, 1844).

(2) Marquest de la Motte, *Traité complet de chirurgie*, 3e édition, avec notes de Sabatier, Paris, 1761.

(3) Nic. Puzos, *Mémoire sur le lait répandu ou dépôts laiteux*, 2e édition, Paris, an IX (1801).

le même siége. Levret (1) admet la métastase laiteuse, mais limite davantage le point occupé par ce dépôt; il ne parle pas, à l'exemple de Puzos, de l'ovaire. Deleurye (2) n'ajoute rien aux descriptions précédentes, enfin Gastellier est le dernier défenseur de la métastase laiteuse.

A la fin du XVIIIe siècle, la fièvre puerpérale, la péritonite puerpérale commencent à remplacer la métastase laiteuse, et vont être la cause du phlegmon des ligaments larges; tandis que pour Doublet, Vigarous, c'est la fièvre puerpérale qui est la cause de tous ces accidents, c'est à la péritonite qu'il faut l'attribuer selon Walter, Jonhson, Gardien, J. P. Franck.

En 1826, Louis publie une observation de métrite subaiguë avec inflammation des veines utérines (3). Dans cette observation, il s'agit d'une femme de 27 ans, qui était accouchée vingt jours auparavant et qui entre à l'hôpital avec une tumeur de la fosse iliaque droite, tumeur que le toucher fit voir être indépendante de l'utérus. A l'autopsie, Louis trouva trois abcès dans le poumon, une péritonite généralisée avec du pus dans le petit bassin, une altération des parois internes de l'utérus (corps et col). A droite principalement l'incision des parties latérales donnait issue à un pus très-épais et très-jaune, puis on rencontrait une double tumeur formée par un assemblage de canaux remplis de pus d'où en partait un plus considérable allant s'ouvrir dans la veine cave. Louis fait suivre cette observation de

(1) And. Levret, *l'Art des accouchements*, 2e édition, 1761.

(2) Deleurye, *Accouchements*, 2e édition, 1777.

(3) Louis, *Archives générales de Médecine*, 1re série, tome X, p. 337.

réflexions ; il lui est difficile de s'expliquer un si grand nombre de lésions, et ne sait trop s'il doit rattacher la phlébite à la métrite, il est même porté à les croire indépendantes et il admet que la phlébite a commencé par le tronc principal.

En somme, toutes ces lésions rencontrées indiquent une prédisposition bien marquée du sujet à l'inflammation, et semblent expliquer le développement de celle de l'utérus et de veines utérines. Nous reviendrons plus tard sur cette observation, mais nous avons tenu à la consigner ici, car elle fait faire un pas au phlegmon. La présence du pus dans l'utérus et dans les veines est constatée pour la première fois.

En 1827, Husson et Dance (1), dans leur mémoire sur quelques engorgements inflammatoires qui se développent dans la fosse iliaque, rapportent au sujet du diagnostic, plusieurs observations où le siége dans le tissu cellulaire du ligament large est bien indiqué.

En 1829 Danyau (2) écrit ce qui suit: « Il est très-fréquent « de trouver dans l'épaisseur des ligaments larges une in- « filtration séreuse, claire, assez souvent jaunâtre ; cette « infiltration, qui se propage dans quelques cas au tissu « cellulaire du bassin ou des fosses iliaques, peut être « aussi séro-purulente ou tout à fait purulente, au lieu « d'infiltration il n'est pas rare de rencontrer, mais seule- « ment vers la base du ligament, de petits foyers cellu- « laires contenant du pus liquide ou à demi concret, ou

(1) Husson et Dance, *Répertoire général d'anatomie, de physiologie pathologique et de cliniques chirurgicales*, t. IV, 1re partie, page 74.

(2) Danyau, *Essai sur la métrite gangréneuse* (thèse de Paris, 1829, n° 240).

« même des masses purulentes dures et en quelque sorte « crues. Enfin on trouve encore dans les ligaments larges « des veines pleines de pus ou de caillots qui les obstruent « et des vaisseaux lymphatiques distendus par un liquide « purulent. Le point de départ des uns et des autres est « ordinairement la matrice, plus rarement les ovaires. » Il admet que le pus qui se trouve dans les lymphatiques est dû à l'absorption, car on trouve toujours des abcès dans l'utérus. Il fait remarquer que ces affections sont consécutives à la métrite gangréneuse. Avec cet auteur nous voyons apparaître une nouvelle cause au phlegmon, c'est la présence du pus dans les lymphatiques, ce n'est pas encore la lymphangite.

En 1831, Boyer (1) décrit sous le nom de dépôt lymphatique ou laiteux certains engorgements auxquels la femme nouvellement accouchée est sujette et qui attaquent quelquefois la femme qui après avoir nourri discontinue l'allaitement, il en place le siége dans le tissu cellulaire du péritoine, dans le bassin, devant le muscle psoas iliaque, dans les ligaments larges de la matrice.

En 1832 Nonat (2) admet dans sa thèse la lymphangite et cela à la suite de métrite, surtout de métrite du col infiltré de pus. Il a constaté la présence de l'infiltration de sérosité et de pus dans le ligament large, mais ne fait que passer sans insister sur ce point.

La même année Cruveilhier (3) dans son Anatomie

(1) Boyer, *Traité des maladies chirurgicales et des opérations qui leur conviennent*, 4e édition, t. VII, page 526, Paris, 1831.

(2) Nonat, *Dissertations sur la métro-péritonite puerpérale compliquée de l'inflammation des vaisseaux lymphatiques de l'utérus* (thèse de Paris, 1832, n° 98.)

(3) Cruveilhier, *Anat. pathol.*, XIIIe livraison.

pathologique fait remarquer que tandis que la phlébite utérine s'observe presque toujours indépendamment de toutes lésions du péritoine, des annexes ; la présence du pus dans les lymphatiques utérins s'accompagne le plus ordinairement de péritonite, d'inflammation du tissu cellulaire. Il en cite et fait dessiner des exemples, mais comme trop souvent, hélas ! ces lignes passèrent inaperçues et il a fallu arriver jusqu'en 1870 pour qu'on les découvrît de nouveau.

En 1834 Andral (1) décrit les inflammations partielles du petit bassin, la péritonite circonscrite, quant aux inflammations du tissu cellulaire sous-péritonéal, il les confond avec les abcès du péritoine.

En 1835 Martin le Jeune (2), tout en admettant une origine non puerpérale au phlegmon péri-utérin, croit que l'accouchement en est la cause principale ; aussi il lui donne le nom de dépôts puerpéraux, évidemment formés par la lymphe nourricière dont les tissus utérins sont abreuvés pendant la grossesse et qui, après l'accouchement, n'est qu'incomplètement évacuée par les émonctoires ou insuffisamment reprise par les absorbants; sauf cette théorie qui ressemble un peu à celle de Puzos, cet auteur n'indique rien de particulier.

En 1835, Duplay (3) dans un mémoire sur la suppuration des vaisseaux lymphatiques de l'utérus, à la suite de l'accouchement, cite un certain nombre de cas où, avec la lymphangite, il a trouvé de l'infiltration des tissus cel-

(1) Andral, *Clinique médicale*, 1834, page 722 et 734.

(2) Martin le Jeune, *Mémoire de médecine et de chirurgie*, Paris, 1835.

(3) Duplay, *Arch. générales médecine*, 1835, tome VII (2e série), p. 293; 1836, tome X (2e série, p. 308).

lulaires du petit bassin. Mais il n'en tire aucune conclusion; son mémoire étant fait seulement au point de vue de la lymphangite utérine.

En novembre 1837, Lebatard (1), et, en décembre de la même année, Piotay (2), soutiennent leurs thèses à la faculté sur les tumeurs phlegmoneuses de la fosse iliaque. Lebatard s'occupe surtout du phlegmon de la fosse iliaque chez l'homme, il ne fait que mentionner sans s'y arrêter les tumeurs qui peuvent venir chez la femme à la suite de couches. Piotay est plus explicite, il en place le siége dans le tissu cellulaire interposé aux feuillets du péritoine, qui se dédouble pendant la grossesse, dans la trompe, l'ovaire et le ligament rond, il entre même dans un certain nombre de détails touchant l'étiologie, il admet que la cause déterminante est la métrite; « peut-être même, « dit-il, est-elle indispensable, quand je dis métrite je « n'entends pas seulement l'inflammation du tissu propre « mais plutôt celle des systèmes veineux ou lymphatiques « si remarquables pendant la gestation. » Il ajoute de plus qu'une phlébite suppurative bornée par une phlébite adhésive, empêchant le pus d'être porté dans le torrent circulatoire, peut en être le point de départ; mais ce fait doit être rare à cause de la grande gravité de la phlébite suppurative. C'est, peut-être, à l'inflammation du système lymphatique qu'est due le plus souvent la maladie qui nous occupe : il constate la grande fréquence de la lymphangite chez les femmes qui succombent. « La lymphangite

(1) Lebatard, *Des tumeurs phlegmoneuses de la fosse iliaque interne* (thèse de Paris, 1837, n° 397).

(2) Piotay, *Essai sur les tumeurs phlegmoneuses de la fosse iliaque, développées dans les annexes de l'utérus* (thèse de Paris, 1837, n° 462).

« est plus susceptible de se limiter et l'on sait que les « ganglions lymphatiques sont souvent un point d'arrêt « pour l'inflammation de leurs vaisseaux. »

On ne s'étonnera pas si nous nous sommes arrêté si longtemps sur le mémoire de Piotay, il se rapproche trop des idées que nous soutenons pour que nous n'ayons pu résister au plaisir de l'analyser longuement.

En 1840, Voillemier, dans le Journal des connaissances médico-chirurgicales (1), publie la relation d'une épidémie de fièvres puerpérales. Il n'aurait constaté que deux cas de lymphite; mais très-souvent il a trouvé du pus sur ces parties latérales et vers le fond de l'utérus sous forme de petits foyers de la grosseur d'un pois, et qu'on aurait pu prendre pour du pus placé dans une ouverture de vaisseau. Une autre lésion qu'il rencontra fréquemment, c'est la présence du pus infiltré dans le tissu cellulaire sous-péritonéal de l'utérus et dans le tissu cellulaire de l'excavation pelvienne, « mais où le pus se rencontrait le plus « souvent, c'était dans le tissu cellulaire des ligaments « larges. » La présence de ce pus ne coïncidait pas toujours avec la présence du pus dans les lymphatiques ou dans les veines, pourtant dans les deux cas de lymphites qu'il a eu à observer le tissu cellulaire du ligament large était infiltré de pus. Nous ferons remarquer que si M. Voillemier n'a trouvé que deux cas de lymphite, c'est que les connaissances anatomiques de l'époque ne lui permettaient pas de prendre pour des lymphatiques ces ampoules pleines de pus qu'il a trouvées sur le bord de l'utérus.

(1) Voillemier, *Cliniques chirurgicales*, Paris, 1862, p. 146 (historique de la fièvre puerpérale ou fièvre piogénique, observée en 1838 à l'hôpital des Cliniques.

En 1839 Dupuytren (1), dans une leçon sur le phlegmon de la fosse iliaque consécutif à la typhlite, dit, au sujet du diagnostic, qu'il ne faut pas le confondre avec une inflammation du tissu cellulaire interposé entre les ligaments larges de l'utérus qu'on rencontre quelquefois chez les femmes nouvellement accouchées.

La même année, Fichot (2) admet l'inflammation du tissu cellulaire du ligament large à la suite de la métrite par continuité de tissu, il cite l'opinion de Gendrin qui admettait la simultanéité de ces deux maladies par la distribution des artères utérines qui se rendent aussi à l'ovaire et dans les ligaments larges.

Puis survient le mémoire de Grisolle. Ici finit la première période de l'histoire du phlegmon du ligament large. Si nous cherchons à résumer cette première période, nous voyons que, d'abord confondu avec l'inflammation de l'utérus sous le nom d'abcès de la matrice, il s'en sépare petit à petit et devient des collections purulentes presque indépendantes de cet organe. Toujours étudiés à la suite de couches, les phlegmons sont dus suivant les idées régnantes, à une rétention de vidanges, ou à la métastase laiteuse, ou à la péritonite puerpérale. En même temps leur siége se localise, ce ne sont plus des abcès phlegmoneux intra-pelviens, le tissu cellulaire des ligaments larges est nettement désigné comme étant le lieu enflammé. Sans doute on confond encore les tumeurs des ligaments larges avec d'autres tumeurs intra-pelviennes, mais la délimitation existe et tout pouvait faire espérer qu'avec les progrès de l'anatomie pathologique l'histoire

(1) Dupuytren, *Leçons orales de cliniques chirurgicales*. Paris, 1839, t. III, p. 516.

(2) Fichot, *Thèse de Paris*, 1839, nº 379.

BIBLIOTHÈQUE NATIONALE R.F.

scientifique des phlegmons du ligament large allait se constituer. Sa pathogénie elle-même tendait à se simplifier, ce n'était plus la fièvre puerpérale seule qui en était la cause, on en accusait la phlébite et surtout la lymphangite ; quand apparaît en 1839 le mémoire de Grisolle.

Deuxième période. — Dans son histoire des tumeurs phlegmoneuses des fosses iliaques, Grisolle (1) étudie les abcès suites de couches ou bien survenant en dehors de l'état puerpéral ; leurs symptômes sont communs, leurs terminaisons les mêmes, la seule différence qui parfois les distingue, c'est que les collections purulentes qui succèdent aux couches semblent occuper primitivement l'un des ligaments larges, et cette différence ne lui paraît pas nécessiter une description spéciale, le tissu cellulaire du ligament large n'étant réellement qu'une dépendance de celui de la fosse iliaque. Il ne croit même pas que l'inflammation débute par le tissu cellulaire péri-utérin ; c'est toujours celui de la fosse iliaque qui se prend le premier. Partant de ce point, Grisolle étudie l'étiologie de ce phlegmon, mais là déjà, premier temps d'arrêt ; tous les phlegmons siégeant à droite se rencontrent chez l'homme, la plupart des phlegmons siégeant à gauche appartiennent à des femmes et ont une origine puerpérale. De plus ces phlegmons ne sont point consécutifs à des phlegmons des ligaments larges. Grisolle ne sait pas à quoi attribuer cette différence ; pour nous, elle nous paraît très-claire, Grisolle confond deux affections différentes, le phlegmon iliaque consécutif à une typhlite et que l'on sait en effet être plus fréquent chez l'homme que chez la femme et le

(1) Grisolle, *in Archives générales de médecine*, 1839, 3e série, t. IV, p. 34, 137 et 293.

phlegmon des ligaments larges, consécutif à une affection utérine, qui, pour certains auteurs, est plus fréquent à gauche. Dans la symptomatologie, Grisolle confond toujours les deux affections ; à droite, il s'ouvre le plus fréquemment dans le gros intestin, à gauche, c'est par le vagin qu'a lieu l'écoulement du pus. En un mot son mémoire, fait avec beaucoup de soin, se ressent dans toutes ses parties de la confusion que nous avons signalée au début.

Ce travail n'a pas été sans retarder la marche en avant que faisait l'étude du phlegmon du ligament large. Pourtant quelques esprits réagiront si le point du tissu cellulaire enflammé est toujours vaguement déterminé ; on étudie la pathogénie de son inflammation.

En 1841, Cherest (Jules) (1) tout en indiquant comme siége tout le tissu cellulaire du petit bassin, des annexes de l'utérus, les muscles psoas-iliaques, l'articulation sacro-iliaque, incrimine la métrite par propagation, la phlébite adhésive ou suppurative, mais surtout la lymphatite. En effet cette dernière est la plus fréquente des maladies puerpérales, de plus la présence des ganglions lombaires est une véritable barrière qui confine le phlogose dans l'espace compris entre eux et la matrice. Il fait remarquer que si la malade meurt, on ne songera pas à cette cause, car, lors de l'autopsie, les traces de l'altération des lymphatiques auront depuis longtemps disparu.

En 1843, Richard Doherty (2), dont le travail est analysé dans les *Archives de médecine*, parle d'une inflamma

(1) Cherest Jules, *Thèse de Paris*, 1841, n° 171.

(2) Ricard Doherty, *De l'inflammation chronique des annexes de l'utérus après l'accouchement* (in *Dublin Journal*, novembre, 1842); *Arch. de méd.*, 4e série, t. I, p. 486.

tion des annexes de l'utérus, qui, après l'accouchement, surviendrait quand la convalescence serait établie. Elle serait appréciable par le toucher vaginal et rectal et par la palpation abdominale.

En 1841, Bourdon (1) et Marchal de Calvi (2) traitent des abcès phlegmoneux intra-pelviens. Ce dernier fait pourtant une série de divisions; il admet ces abcès chez la femme en dehors et pendant la puerpéralité. Au point de vue du siége, il admet que cet abcès est situé dans le tissu cellulaire, musculaire et dans le péritoine; les veines sont souvent malades. Il ne parle pas des lymphatiques. Quant aux abcès intra-pelviens en dehors de la puerpéralité, Marchal de Calvi ne mentionne pas l'abcès du ligament large.

En 1844, Verjus (3), dans sa *Thèse sur les abcès des annexes de l'utérus*, admet que les trompes, les ovaires, les ligaments larges, peuvent être ou séparément ou ensemble le siége de ces abcès, le péritoine lui-même n'échappe pas à cet englobement; il croit pourtant que ces inflammations ne sont pas fatalement liées à la puerpéralité; il cite des cas d'abcès survenus à la suite de la cautérisation du col. La phlogose peut s'étendre par une espèce de reptation jusqu'aux couches celluleuses environnantes.

En 1847, Satis (4), dans sa *Thèse des inflammations de l'utérus et des ligaments larges*, s'occupe beaucoup de l'ovarite, de la salpingite; il admet encore comme siége

(1) Bourdon, *Mémoire sur les tumeurs fluxuantes du petit bassin*, la *Revue médicale*, 1841.

(2) Marchal (de Calvi), *Thèse d'agrégation*, Paris, 1844.

(3) Verjus, *Thèse de Paris*, 1844, n° 153.

(4) Satis (Henri), *Thèse de Paris*, 1847, n° 28.

le ligament large, le péritoine (ils existent en dehors de la puerpéralité) et dit que le diagnostic du siége ne peut être fait.

La même année, Willemin (1) fait l'histoire des affections péri-utérines survenant à la suite de déchirure du col ou quelquefois sans cause, comme à la suite d'accouchements. Il rapporte six observations qui semblent devoir être des phlegmons des ligaments larges.

En 1848, Victor Simon (2) décrit tout : abcès puerpéraux, non puerpéraux, psoitis, abcès métastatiques, etc., etc. Comme étiologie des phlegmons puerpéraux, il accuse l'excès de fibrine dans le sang des femmes en couche.

La même année, Boyer (Joseph) (3) passe sa *Thèse sur le phlegmon du ligament large*. Il fait remarquer que ce phlegmon, décrit jusque-là à l'état aigu, peut se présenter sur la forme subaiguë et chronique. Puis il ne s'occupe que du traitement.

Éleuthère Martin (4), à l'exemple de Boyer (Joseph), l'étudie à l'état subaigu et chronique, le place tout autour de l'utérus, admet comme cause tout ce qui peut amener la congestion utérine, et en explique ainsi la présence chez la femme nullipare et chez la vierge. Ces deux thèses ont du reste été inspirées par les travaux de M. Nonat (5), qui en 1849 a décrit le premier l'inflammation péri-utérine. Avec lui, en effet, la question va

(1) Willemin, *Archives générales de médecine*, 4e série, t. XV, p. 289 à 540.

(2) Victor Simon, *Thèse de Paris*, 1848.

(3) Boyer (Joseph), *Thèse de Paris*, 1848, n° 10.

(4) Éleuthère Martin, *Thèse de Paris*, 1851, n° 260.

(5) Nonat, *Traité pratique des maladies de l'utérus et de ses annexes*, 1re édit. Paris, 1860.

entrer dans une nouvelle phase, l'identité du phlegmon du ligament large va de nouveau être compromise; il ne sera plus, comme avec Grisolle, confondu avec toutes les tumeurs du bassin d'origine quelconque; mais il va être englobé dans la description des tumeurs péri-utérines. Dans son livre, M. Nonat divise les inflammations du tissu cellulaire du petit bassin en phlegmon latéral, phlegmon du ligament large, phlegmon rétro-utérin, anté-utérin. « Le plus souvent l'inflammation débute par « le ligament large, et de là elle va se porter, soit en de- « dans vers l'utérus, soit en dehors vers la fosse iliaque. » Nous signalons ce passage parce qu'il nous sera très-important quand nous arriverons à la partie démonstrative de notre thèse. Cet auteur admet comme cause tout ce qui peut troubler la menstruation : l'onanisme, le coït, les cautérisations intra-utérines, les redresseurs utérins, la puerpéralité (traumatisme). M. Gallard (1) ne parle que de la forme aiguë, laissant des noyaux indurés, pouvant s'enflammer de nouveau. Il décrit à part la forme puerpérale et la forme non puerpérale, n'admet pas l'opinion de Valleix (2) et de Gosselin (3), qu'il ne peut exister de phlegmon sans lésion du col et du corps; il en place le siége le plus souvent en arrière.

En 1857 paraît dans les *Archives de médecine* le travail de MM. Bernutz et Goupil (4). Dans leurs recherches

(1) Gallard, *Thèse de Paris*, 1855, n° 39.

(2) Valleix, *Guide du médecin praticien*.

(3) Gosselin, *Phlegmon chronique péri-utérin avec redoublement inflammatoire* (*Union médicale*, janvier 1855; *Gazette des hôpitaux*, 1862).

(4) Bernutz et Goupil, *Archives de médecine*, 5e série, t. IX, p. 285 et 419, etc.

cliniques sur les phlegmons péri-utérins, ces auteurs démontrent que ce phlegmon n'existe pas et que ce que l'on a décrit sous ce nom n'est que la pelvi-péritonite; ils n'admettent de phlegmon du ligament large que dans l'état puerpéral, et dans leurs leçons *cliniques* (1), ils insistent sur le diagnostic différentiel.

A partir de cette époque les auteurs sont divisés en deux camps au sujet des phlegmons péri-utérins en dehors de la puerpéralité. Becquerel (2), dans son *Traité des maladies de l'utérus*, est partisan du phlegmon du ligament large, il admet l'inflammation du tissu cellulaire rétro-utérin et ne croit pas utile la distinction de M. Gallard en phlegmon puerpéral ou non; mais il est évident qu'il partage l'erreur de Nonat et que beaucoup de ces phlegmons peri-utérins sont des pelvi-péritonites.

Aran (3) cherche la vérité entre ces deux opinions; il admet la pelvi-péritonite, les autopsies de Bernutz sont concluantes; il croit à l'existence de phlegmons péri-utérins siégeant surtout sur les côtés latéraux de l'utérus; il admet de plus que ces deux états peuvent se rencontrer réunis, et qu'il existe même un phlegmon péri-utérin en arrière; mais alors la tumeur ne dépasse jamais le volume d'une petite noix. Aran est surtout frappé de la présence presque constante de l'ovarite et de la salpingite dans tous les cas, et leur attribue le rôle principal dans les inflammations des annexes de l'utérus.

(1) Bernutz et Goupil, *Clinique médicale sur les maladies des femmes*, 1862, t. II, p. 405 et suiv.

(2) Becquerel, *Traité des maladies de l'utérus et de ses annexes*. Paris, 1859, p. 438 et suiv.

(3) Aran, *Leçons cliniques sur les maladies de l'utérus et de ses annexes*. Paris, 1858-1860, 14e leçon, p. 653.

M. Siredey (1) admettant les opinions de Aran sur la prédominance des affections des ovaires et des trompes ne regarde comme inflammation péri-utérine que celle siégeant dans le ligament large.

Bennet (2) croit à la fréquence assez grande des inflammations et des abcès des annexes de l'utérus; aussi les décrira-t-il à part, et c'est surtout la description de l'inflammation du ligament large qu'il aura en vue. Il n'est pas rare que cette inflammation survienne en dehors de la métrite, elle se développe alors dans le ligament large ou dans l'ovaire, ou dans la trompe. Elle reconnaît alors pour cause un trouble de la menstruation; elle peut se développer encore chez les femmes atteintes d'ulcération du col. M. Peter fait remarquer que Bennet ne décrit que l'inflammation du ligament large; quant à lui il partage l'opinion d'Aran sur les phlegmasies péri-utérines.

Béhier (3) a rencontré un épanchement de lymphe plastique dans le tissu cellulaire des ligaments et au milieu existaient des veines remplies de pus. Il a aussi rencontré du pus dans les lymphatiques de l'utérus, et souvent, en même temps, dans le tissu cellulaire du ligament large; mais pour lui la phlébite est beaucoup plus fréquente.

Trousseau (4) décrit cette affection sous le nom d'abcès

(1) Siredey, *Thèse de Paris*, 1859.

(2) Bennet (John-Henry), *Traité pratique de l'inflammation de l'utérus, de son col, de ses annexes, etc.*, traduit sur la 4e édition anglaise par Michel Peter. Paris, 1864, p. 234.

(3) Béhier, *Clinique médicale de la Pitié*. 1861 et 1862.

(4) Trousseau, *Clinique médicale de l'Hôtel-Dieu*, 3e édit. t. III, p. 723.

péri-hystérique. Cet abcès peut survenir à la suite de la contusion directe du tissu cellulaire pendant l'accouchement; mais la cause la plus commune est l'inflammation de l'utérus et de ses annexes. Lorsqu'il y a inflammation suppurative de la surface placentaire, on sait combien il est fréquent d'observer la phlébite et la lymphangite utérine. Qu'il n'y ait ni infection purulente, ni péritonite, en un mot que la malade ne soit point emportée rapidement, vous voyez dans ce cas subvenir un phlegmon du ligament large. Tout traumatisme de la muqueuse utérine pourra être la cause de ces abcès.

Jules Simon (1) dans sa thèse d'agrégation sur les maladies puerpérales, admet bien le phlegmon du ligament large, suite de couches, mais il le fait coïncider toujours avec la péritonite.

Paris (2), dans une thèse sur le phlegmon du ligament large, ne s'occupe d'abord que du phlegmon, suite de couches, il ne croit pas à la propagation de l'inflammation de l'utérus au tissu cellulaire; il refuse à l'excès de fibrine tout pouvoir et l'attribue à la phlébite des veines du ligament large, phlébite due au trouble apporté dans la circulation si active du plexus veineux par l'accouchement. Il explique ainsi sa plus grande fréquence à gauche; car c'est de ce côté, ainsi que Delvas l'a démontré, qu'existe le plus souvent une véritable varicocèle. Puis enfin paraît la thèse de Frarier (3). Avec cette thèse, faite sous l'inspiration de Bernutz, le phlegmon du ligament large prend rang dans la pathologie utérine; son siége,

(1) Jules Simon, *Thèse d'agrégation*, 1866.
(2) Paris, *Thèse de Paris*, 1866.
(3) Frarier, *Thèse de Paris*, 1866, n° 306.

ses symptômes, sa marche, ses terminaisons sont parfaitement décrits; un point seul est peu ou point traité; en effet, avec M. Bernutz, Frarier n'a point vu de phlegmon en dehors de l'état puerpéral; comme pathogénie il pense que la cause est la phlébite, mais en somme il ne peut le prouver et termine en disant: « Nous sommes « obligés d'avouer que la puerpéralité intervient encore « souvent d'une façon mystérieuse. »

En résumé, pendant cette deuxième période, le phlegmon du ligament large a passé par deux phases principales; nié comme accident primitif par Grisolle, qui le remplace par le phlegmon iliaque, il a fallu arriver jusqu'à Nonat et Bernutz pour que son existence fût de nouveau établie et encore on le confond avec le phlegmon péri-utérin. Il est mis en doute et même nié complètement en dehors de l'état puerpéral. Si la thèse de Frarier est la première description sérieuse de cette inflammation, il est important de remarquer qu'elle offre des desiderata importants. Mais depuis cette thèse jusqu'à aujourd'hui, on n'ajoutera que peu de choses à la description du phlegmon. Son existence n'est plus en jeu, les quelques ouvrages que nous aurons à signaler dans la troisième période de l'histoire du phlegmon du ligament large se ressentiront surtout des idées générales sur la nature de la fièvre puerpérale et s'occuperont surtout de la pathogénie de cette inflammation.

Troisième période. —En 1867, dans les *Archives de médecine*, M. le Dr Noël Gueneau de Mussy (1) fait une étude sur le phlegmon du ligament large. Après avoir revendi-

(1) Noël Gueneau de Mussy, *Archives générales de médecine*, 6e série, t. X, p. 129.

qué pour Chomel une large part dans la description de cette affection (clinique de Chomel), il fait une analyse de la thèse de Frarier, mais reconnaît l'existence de phlegmons non puerpéraux. Il donne pour cause la déchirure du col pendant l'accouchement. Dans le travail de réparation que cette déchirure exigera, que l'inflammation dépasse ses limites habituelles, alors on verra survenir une phlébite ou une lymphangite pouvant être la condition pathogénique du travail phlegmoneux. Il ajoute : « Mais ces phlegmons veineux et lymphatiques « n'ont-ils pas leur origine dans la lésion du col, comme « certaine lymphangite aboutissant à des abcès mammai« res venant d'une gerçure du mamelon. »

M. Gueneau de Mussy parle aussi des phlegmons pouvant être secondaires à des phlegmons développés dans les organes voisins.

En 1870, West (1) décrivant les inflammations péri-utérines, admet que celle du phlegmon du ligament large est la plus fréquente. Pourtant, nous ferons remarquer, avec son traducteur, qu'il fait la part trop large à l'inflammation du tissu cellulaire péri-utérin, et qu'il ne tient pas assez compte des travaux de Bernutz.

M. Courty (2) décrit dans un même chapitre le phlegmon du ligament large, la pelvi-péritonite de Bernutz. Il donne comme étiologie du phlegmon du ligament large la phlébite. Pourtant, dit-il, la phlébite peut quelquefois être le résultat du phlegmon.

(1) West, *Leçons sur les maladies des femmes*, traduites de l'anglais de la 3e édition par Ch. Mauriac, chap. xx, p. 479.

(2) Courty, *Traité pratique des maladies de l'utérus*, 2e éd., 1870, p. 597.

Pour M. Hervieux (1), dans son *Traité clinique des maladies puerpérales*, il existe deux formes : une forme hypertrophique et une forme purulente. Il cite un grand nombre d'observations. Très-souvent il a rencontré du pus dans les veines que traversaient les phlegmons, et pour cet auteur la phlébite est la cause du phlegmon. « L'empoisonnement puerpéral étant admis comme « agent promoteur de l'inflammation du ligament large..., « la cause prochaine est la phlébite des veines qui « rampent dans l'épaisseur du ligament large. »

La même année paraît la thèse de M. le docteur Lucas Championnière (2). Avec lui la question va entrer dans une nouvelle voie. D'abord il décrit avec beaucoup de soin les lymphatiques et les ganglions de la région. Il constate la présence du pus dans les ligaments larges. « On « suit souvent des vaisseaux lymphatiques jusqu'auprès « d'eux, puis on en perd la trace dans les environs du « foyer purulent, dans le tissu cellulaire plus ou moins « infiltré. Certainement ces abcès sont assimilables à « ceux qu'on observe sur les membres atteints de lym« phangite sur le trajet des lymphatiques. » Plus loin il dit encore : « Cette complication d'une lymphangite « puerpérale avec péritonite mortelle est bien propre à « éclaircir l'étiologie des abcès du ligament large. » Il cite un cas de phlegmon du ligament large avec lymphangite, consécutif à la section d'un polype. M. Lucas Championnière nous apprend surtout à reconnaître les lymphatiques enflammés du corps et du col de l'utérus.

(1) Hervieux, *Traité clinique et pratique des maladies puerpérales, suites de couches*. Paris, 1870.

(2) Just. Lucas Championnière, *Thèse de Paris*, 1870, p. 5-69

En 1872, Roumieu (1) fait sa *Thèse sur les phlegmons utérins*. Cette thèse, faite absolument dans les idées de M. Nonat, ne contient rien de spécial ; il en est de même de celle de Théophile Hubert (2), qui ne décrit que la pelvi-péritonite.

Nous ferons remarquer qu'en 1872 nous avons eu l'occasion de suivre dans le service de M. le docteur Siredey, à l'hôpital Lariboisière, plusieurs cas de phlegmons des ligaments larges.

En même temps nous avons fait un certain nombre d'autopsies de femmes mortes de lymphangite puerpérale chez lesquelles nous avons rencontré, avec des lymphatiques pleins de pus, ce tissu cellulaire du ligament large infiltré d'une sérosité gélatineuse, quelquefois même purulente, et à ce sujet, notre savant maître insistait sur les rapports que l'on pouvait tirer entre l'inflammation de tissu cellulaire et cette lymphangite. Aussi dans les salles quand nous rencontrions un phlegmon du ligament large, M. Siredey n'hésitait jamais à l'attribuer à une inflammation des lymphatiques.

En 1874, Thirault (3), dans une thèse intitulée : du *Phlegmon et des abcès des fosses iliaques*, reprend le travail de Grisolle qui, dit-il, laisse cependant à désirer au point de vue de l'étiologie. Il fera surtout l'étude des phlegmons puerpéraux et s'appuiera pour cela sur les travaux de Béhier et de M. Lucas Championnière. Par suite il admet la phlébite et la lymphangite. Ses observations et ses descriptions se rapportent au phlegmon du ligament large et non au phlegmon iliaque.

(1) Roumieu, *Thèse de Paris*, 1872, n° 428.
(2) Théophile Hubert, *Thèse de Paris*, 1873, n° 396.
(3) Thirault, *Thèse de Paris*, 1874, n° 357.

La même année paraît dans les *Archives de tocologie*, un mémoire très-bien fait de M. Bernutz. Dans ce mémoire M. Bernutz, revenant de ses idées premières, tout en reconnaissant la plus grande fréquence de phlegmon d'origine puerpérale, admet pourtant que cette cause n'est pas unique. Il ne fait qu'une seule description et s'attache surtout à établir le diagnostic entre les plegmons du ligament large et la pelvi-péritonite.

En 1875, M. Just Lucas Championnière publie dans les *Archives de tocologie* (1) un nouveau mémoire sur les lymphatiques utérins, dans lequel il insiste de nouveau sur sa première description des lymphatiques et des ganglions de l'utérus et du ligament large. Il fait remarquer qu'il existe de la lymphangite même en dehors de l'accouchement et attribue à leur inflammation une grande importance dans les affections utérines. Il cite deux observations importantes d'adénites péri-utérines.

En 1876, M. Alphonse Guérin (2) fait une leçon sur un cas d'adéno-lymphite péri-utérine simulant un phlegmon du ligament large, il s'agit d'une jeune fille qui, à la suite d'une fausse couche, eut un phlegmon du ligament large droit. A l'autopsie, on ne constata rien dans les ligaments larges, mais on trouva au-dessous du péritoine qui tapisse la fosse obturatrice, derrière le pubis, une masse épaisse, indurée, qui avait été le siége d'une inflammation. Une large incision permit de voir un corps rougeâtre du volume d'un petit haricot. « Ce ne fut

(1) Bernutz, *Archives de tocologie*, 1874, t. Ier, p. 129, 208, 272, 394, 471, 592.

(2) Just. Lucas Championnière, *Archives de tocologie*, 1875, p. 449.

(3) Alphonse Guérin, *France médicale*, 1876, n° 1.

« qu'une heure plus tard, ajoute M. Guérin, que cher-
« chant à interpréter ce que je venais de voir, je me dis
« que ce ne pouvait être qu'un ganglion enflammé. » On avait constaté une petite déchirure du col. M. Guérin fait suivre cette observation d'un assez grand nombre de réflexions. Il admet une adéno-lymphite consécutive et la déchirure de la commissure du col, maladie qui a dû souvent être prise pour un phlegmon du ligament large. Il s'explique ainsi facilement la migration de pus derrière la paroi abdominale par exemple. Dans la *Gazette hebdomadaire* (1) de mars 1876, M. Guérin publie une nouvelle leçon sur deux nouveaux cas d'adéno-lymphite péri-utérine, survenus à la suite de couches. Il se base pour faire ce diagnostic, sur l'absence de tumeur perceptible dans le cul de sac, tandis que derrière la symphyse se trouve une petite tumeur qui lui paraît être un ganglion enflammé.

Enfin, en 1876, Jacques Fioupe (2) donne une nouvelle description des lymphatiques utérins. Il parle aussi du phlegmon du ligament large dans quatre autopsies : le phlegmon purulent diffus du tissu cellulaire coïncidait avec la lymphangite. Quant à la phlébite il n'a aucun fait qui puisse lui permettre d'en juger le rôle. Il cite l'opinion de M. Hervieux qui, dit-il, l'aurait presque toujours vu coïncider avec la phlébite.

En somme, ce que nous voyons dominer dans cette période de l'histoire du phlegmon, ce sont surtout les discussions au point de vue de son origine : consécutive à la phlébite pour le plus grand nombre, il faut arriver

(1) Alp. Guérin, *Gazette hebdomadaire*, 1876, n° 9.
(2) Jacques Fioupe, *Thèse de Paris*, 1876.

jusqu'au travail de MM. Lucas Championnière et de Fioupe sur les lymphatiques utérins pour que la confusion qui existe, se dissipe. En effet, nous verrons, dans la seconde partie de notre travail, que si on fait intervenir si souvent la phlébite dans l'étiologie de ce phlegmon, c'est qu'on ne sait point reconnaître les vaisseaux lymphatiques enflammés dans le tissu utérin. La plupart des observations citées comme des phlébites sont évidemment des lymphangites ; ajoutons que souvent même avec la phlébite il peut exister une lymphadénite.

Une des grandes utilités des travaux modernes sera, s'ils n'ont point decouvert les lymphatiques de l'utérus, comme on le leur a reproché, du moins d'avoir appelé de nouveau l'attention sur les vaisseaux lymphatiques, par de meilleures descriptions. Ils ont indiqué un moyen certain de les reconnaître, de les distinguer des veines enflammées et ils ont permis ainsi de faire rentrer un certain nombre d'affections dans le cadre de la pathologie ordinaire et justifient ainsi la prédiction de Velpeau : « on finira par « trouver dans les lymphatiques profonds une des bases « les plus vastes de la pathologie positive » (1).

(1) Velpeau, cité par Lucas Championnière dans les *Archives de tocologie*, 1875.

CHAPITRE II.

CONSIDÉRATIONS ANATOMIQUES.

Situés verticalement dans le petit bassin qu'ils divisent en deux loges, l'une antérieure contenant la vessie, une postérieure contenant le rectum; les ligaments larges sont formés par un repli du péritoine; séparés l'un de l'autre par l'utérus, grâce à l'adhérence du péritoine avec la couche superficielle de cet organe. Ils présentent à étudier une face supérieure présentant trois replis ou ailerons renfermant le postérieur l'ovaire et son ligament, l'antérieur le ligament rond et le moyen la trompe. Sa face antérieure répond à la vessie, la postérieure au rectum, et l'inférieure beaucoup plus large que la supérieure se dirige vers le plancher du petit bassin sans arriver jusqu'à lui; les deux lames qui composent le ligament se séparent pour reporter l'antérieure sur la vessie, la postérieure sur les ligaments utéro-ovariens (1). Son bord interne est formé par l'utérus et son bord externe par la paroi pelvienne.

Il est constitué par deux lames, une superficielle, formée en dehors par le péritoine, en dedans par une couche de fibres musculaires lisses, si adhérents à la séreuse que l'on ne peut les en détacher. Cette couche a été très-bien décrite par M. Rouget (2).

(1) Sappey, *Traité d'anatomie*, 2e édit., t. IV, p. 715.

(2) Rouget, *Journal de physiologie de l'homme et des animaux*, de Brown-Séquard, t. I, p. 479.

Au-dessous de ces lames, se trouve une lame de tissu cellulaire, mince, supérieurement, s'épaississant de haut en bas de dehors en dedans (1) ; de sorte que c'est au niveau du plancher pelvien et des bords de l'utérus qu'elle présente sa plus grande épaisseur. A ce niveau elle est formée par du tissu cellulaire très-lâche qui se confond avec celui de vagin et des parties latérales de la vessie en avant, et du rectum en arrière. Ce tissu cellulaire communique par l'échancrure sciatique avec le tissu cellulaire de la fesse (2).

Cette lame contient très-peu de vésicules adipeuses, est facilement perméable et traversée par des tractus fibreux qui soutiennent les vaisseaux, mais ne formant nulle part une véritable aponévrose (3).

Les vaisseaux que soutiennent ces tractus, sont les artères utérines, des veines, des lymphatiques et des nerfs.

Les artères ne présentent rien de particulier; quant aux veines, elles sont très-nombreuses, fluxueuses, anastomosées entre elles et forment un véritable plexus, le plexus utéro-ovarien (4). Pendant la grossesse ces veines présentent un développement considérable.

Quant aux lymphatiques, ils naîtraient d'après Léopold, cité par Fioupe (5), de la couche muqueuse de l'utérus, puis après avoir traversé la couche musculeuse, ils forment un très-riche réseau à la partie superficielle de l'utérus, surtout au niveau de ses bords et à l'union de son col et

(1) Sappey, *loco citato*.

(2) Cruveilhier, *Anatomie descriptive*.

(3) Richet, *Anatomie chirurgicale*, 4e édit., p. 585.

(4) Devalz, *Thèse de Paris*, 1858.

(5) Fioupe, *loco citato*.

du corps. Puis ils se réunissent en troncs plus volumineux, traversent les ligaments larges pour gagner les ganglions pelviens, hypogastriques, sacrés, lombaires, et même d'après Mascagni (1) les ganglions de l'aine sous le ligament de Poupart.

Mais il est important de préciser la marche de ces lymphatiques suivant leur origine. Ces vaisseaux assez difficiles à étudier dans l'état de vacuité de l'utérus, deviennent très-faciles à suivre sur les utérus gravides. Cruikshank (2) dit qu'à cette période ils peuvent atteindre le volume d'une plume d'oie. Cet auteur les divise en deux plans : un premier plan plus considérable accompagne les artères et les veines hypogastriques, il les désigne sous le nom de « *plexus hypogastriques.* » Il se dirige de haut en bas et gagne les glandes qui sont sur le côté du vagin. Le tronc de ces vaisseaux passe de ces glandes à d'autres qui entourent l'artère et la veine iliaque.

Le second plan, plus petit, accompagne les artères et les veines spermatiques, il les appelle « *réseau spermatique lymphatique de l'ovaire.* » Les lymphatiques moins nombreux, montent vers le haut sur le cordon des vaisseaux spermatiques, sans passer par aucune glande, jusqu'aux glandes situées le long des vertèbres lombaires.

M. Lucas Championnière (3) décrit des lymphatiques partant du col de l'utérus, du corps et surtout de la surface placentaire, traversant les ligaments larges pour gagner les ganglions iliaques ; d'autres suivent les vais-

(1) Mascagni, *Vasorum lymphaticorum corporis humani historia et iconographia.* Vienne, 1787.

(2) Cruikshank, *Anatomie des vaisseaux absorbants du corps humain.* Traduction de Petit-Badel. Paris, 1787, p. 301.

(3) Lucas Championnière, *loco citato.*

seaux utéro-ovariens, ces lymphatiques occupent surtout les parties superficielles des ligaments larges.

Les lymphatiques qui partent du col s'unissent en vaisseaux plus gros à l'union du corps et du col, puis émergent à ce niveau dans le tissu cellulaire des ligaments larges. Là, ils s'accolent aux vaisseaux sanguins et rencontrent un ou plusieurs ganglions, dont l'existence ne serait pas constante. M. Lucas Championnière insiste pourtant sur la présence d'un ganglion situé sur le côté et en arrière du col.

Quant aux lympatiques du corps de l'utérus, ils se réunissent au niveau de ses bords, vers l'angle supérieur de cet organe. Là, ils reçoivent les vaisseaux qui viennent des trompes et des ovaires (1), gagnent les gros troncs des ligaments larges pour se rendre aux ganglions lombaires moyens et supérieurs (2).

De cette étude, il résulte que les lymphatiques du col et du corps de l'utérus, tout en s'envoyant de fréquentes anastomoses dans le ligament large, ont pourtant une direction différente. Nous ferons remarquer que les lymphatiques du col, gagnent la profondeur du ligament large, en traversant une chaîne ganglionnaire, et arrivent ainsi aux ganglions situés sur les parois du petit bassin, au niveau du bord externe des ligaments larges.

Quant à ceux du corps, ils sont situés plus superficiellement dans le ligament large, immédiatement sous la séreuse péritonéale.

Sur la présence de ganglions dans l'épaisseur du ligament large, tous les auteurs ne sont pas d'accord. Les

(1) Fioupe, *loco citato*.
(2) Sappey, *loco citato*.

ouvrages classiques n'en parlent pas. Nous avons vu que M. Lucas Championnière les admet, voici du reste ce qu'en dit cet auteur dans son excellente thèse. « Les ganglions « sont petits, à moins que l'inflammation ne leur ait « fait acquérir plus de volume. Mais si on n'en trouve pas « constamment au niveau du col, il suffit de remonter « un peu sur le trajet des vaisseaux utéro-ovariens, et, « avant d'arriver à la paroi du bassin, on rencontre des « ganglions volumineux qui sont toujours entraînés avec « l'utérus, quand dans les autopsies, on enlève en bloc et « complètement les organes du petit bassin. »

Cruveilhier (1) signale la présence constante d'un ganglion propre aux organes génitaux internes de la femme situé à l'orifice interne du canal ovalaire.

Mon excellent collègue et ami Fioupe, dans ses recherches sur les vaisseaux lymphatiques de l'utérus, n'a jamais pu constater la présence des ganglions situés autour des vaisseaux utéro-ovariens décrits par M. Lucas Championnière. Mais il a toujours rencontré des ganglions très-apparents dans les ligaments larges de la vache et de la truie (2).

Nous n'avons jamais, de notre côté, dans les assez nombreuses autopsies de lymphangites puerpérales que nous avons eu l'occasion de faire, rencontré les ganglions décrits par M. Lucas Championnière. Nous devons avouer, du reste, que nos dissections n'ont jamais été très-minutieuses.

Mais toujours en détachant les organes du petit bassin nous avons enlevé les ganglions situés près des parois pelviennes, ainsi que l'indique M. Lucas Championnière.

(1) Cruveilhier, *Anatomie pathologique*, t. XIII.
(2) Fioupe, *loco citato.*

CHAPITRE III.

PATHOGÉNIE.

Dans la plupart des cas de lymphadénite péri-utérine qu'il nous a été donné de suivre, la malade nous a présenté les symptômes suivants : quelques jours après son accouchement, cette femme a un frisson s'accompagnant d'une légère douleur dans une des fosses iliaques, douleur que la pression augmente. Ces symptômes s'éteignent sous l'influence de quelques sangsues *loco dolenti*, de cataplasmes et du repos au lit. La malade sort alors de l'hôpital, est obligée de se livrer à son travail, elle voit apparaître de nouveau ses douleurs sans frisson bien marqué, avec un peu de fièvre le soir ; elle rentre à l'hôpital et par la palpation abdominale on sent une tumeur profonde dans une des fosses iliaques. Le toucher vaginal fait reconnaître un peu d'empâtement dans le cul-de-sac, mais sans tumeur bien manifeste ; puis la tumeur augmente de volume, envahit le cul-de-sac vaginal correspondant, gagne la fosse iliaque, la paroi abdominale et même dans certains cas (obs. 2) passe sous le ligament de Poupart et vient former une grosseur au niveau de la région inguinale (1).

Arrivée à ce point la lymphadénite péri-utérine entre en

(1) Nous avons eu l'occasion de voir un phlegmon du ligament large (obs. 3) consécutif à une plaie de la vulve ; les ganglions inguinaux se prirent, puis les ganglions iliaques et pelviens.

résolution ou bien suppure et le pus s'écoule au dehors par une des voies indiquées par tous les auteurs.

Quand le phlegmon entre en résolution, on voit la masse diminuer de plus en plus, ne plus présenter que de petits noyaux durs qui demandent un certain temps à se résorber puis enfin tout disparaît.

Si maintenant nous examinons la marche des phlegmons de l'aisselle, par exemple, consécutifs aux plaies de la main, nous sommes frappés de la grande ressemblance qui existe entre ces deux affections; au début, léger frisson, c'est la lymphangite qui naît, puis douleur dans l'aisselle sans encore de tuméfaction ; qu'un traitement énergique intervienne et tout peut en rester là, mais qu'une cause d'irritation survienne, immédiatement nouvelle poussée du côté de l'aisselle, les ganglions, le tissu cellulaire s'enflamment ; alors apparaît une tumeur, qui restera limitée à l'aisselle ou bien envahira le tissu cellulaire environnant et qui ira en augmentant de plus en plus. Quant à la terminaison elle sera la même que celle du phlegmon du ligament large ; ou bien la suppuration avec ouverture dans différents endroits suivant le lieu occupé primitivement, ou bien ce phlegmon se terminera par résolution et alors la tuméfaction diminuera et l'on ne trouvera plus par la palpation que de petits noyaux durs qui mettront eux aussi un temps assez long à se résoudre. En somme, nous croyons que rien n'est plus semblable l'une à l'autre que ces deux inflammations.

Loin de nous la pensée de vouloir faire des lymphadénites de tous les phlegmons que l'on rencontre dans le tissu cellulaire du ligament large ; de même que tous les phlegmons de l'aisselle pour continuer notre exemple ne sont pas dus à la lymphadénite axillaire, de même d'autres causes peuvent donner naissance à l'inflammation du tissu cellulaire du petit bassin, mais nous verrons que ces causes sont beaucoup moins nombreuses que la plupart des auteurs ne l'admettent. Nous disons donc que le phlegmon du ligament large est dû à l'inflammation des lymphatiques, des ganglions et secondairement du tissu cellulaire qui les entoure dans le ligament large. Nous venons de voir combien cette pathogénie satisfait l'esprit et comme elle paraît beaucoup plus rationnelle que l'invocation d'une cause inconnue, d'une fièvre puerpérale, par exemple.

Pour le démontrer et mettre de l'ordre dans notre discussion nous nous appuierons sur une série de preuves tirées de l'étude même des phlegmons du ligament large et que nous diviserons d'après les points qui nous les fourniront en trois classes :

Preuves fournies par :

1° Les phénomènes du début.

2° La marche et la terminaison.

3° L'anatomie pathologique du phlegmon.

Mais avant d'entrer en matière, je crois bon de rappeler en quelques mots, quelle est la pathogénie indiquée par les auteurs,

Je ne citerai que pour mémoire les théories qui attribuaient ce dépôt à la rétention des vidanges (Mauriceau, de La Motte) (1) aux dépôts laiteux (Puzos) (2). Ces théories ne supportent plus la discussion. Nous trouvons encore la fièvre puerpérale, la péritonite puerpérale, la métrite du corps et du col et dans ces cas, l'inflammation du tissu cellulaire du petit bassin se ferait par propaga-

(1) Mauriceau, de La Motte, *loco citato.*
(2) Puzos, *loco citato.*

tion. Certains auteurs invoquent la phlébite, la lymphangite à la suite de l'accouchement ou de l'avortement.

Pour ceux qui admettent un phlegmon en dehors de la puerpéralité, l'étiologie est très banale : tous les troubles de la menstruation ; les affections utérines (métrite du corps ou du col), l'inflammation des annexes de l'utérus, ovarite, salpingite ; les refroidissements ; les affections morales ; les cautérisations du col (fer rouge, nitrate d'argent, acide chromique etc.) ; les excès de coït. Nous devons surtout attribuer cette profusion de causes, à ce que les auteurs, qui ont traité ces questions, confondent presque toujours le phlegmon du ligament large avec la pelvi-péritonite.

Le phlegmon du ligament large peut reconnaître encore d'autres causes, il peut être consécutif à une inflammation du tissu cellulaire voisin. à un phlegmon de la fosse iliaque par exemple (ce qui pour Grisolle (1) en serait peut-être la seule cause), à une psoïtis, etc. ; mais ces faits sont de beaucoup les plus rares et dans ces cas le phlegmon du ligament large sera dominé par les phénomènes spéciaux de ces différentes affections ; ce ne sera plus qu'un épiphénomène qui pourra passer même inaperçu, aussi les laisserons-nous complètement de côté.

En résumé, nous trouvons comme étiologie à discuter, pour les phlegmons d'origine puerpéraux :

1° *Fièvre puerpérale.* — Nous croyons que nous n'avons pas besoin de nous arrêter longtemps sur ce point ; dans son excellent article, notre savant maître M. le docteur Siredey (2) a porté le dernier coup à cette affection,

(1) Grisolle, *loco citato.*
(2) Siredey, *loco citato.*

considérée comme maladie distincte, délimitée, essentielle, et nous ne pouvons que répéter le mot du professeur Pajot (1) : « Elle doit être reléguée au musée des « antiques. » La fièvre puerpérale n'existant pas ne peut causer le phlegmon du ligament large.

2° Quant à la *péritonite puerpérale*, nous verrons qu'elle coïncide souvent en effet avec le phlegmon, et dans le cours de notre discussion nous en démontrerons la raison ; nous pouvons dire du reste immédiatement que pour nous, avec Cruveilhier, Duplay, Botrel, Siredey, Fioupe, la lymphangite utérine est presque toujours, pour ne pas dire toujours, accompagnée de péritonite. Ainsi s'explique la coexistence de ces deux affections (phlegmon et péritonite), du reste, en dehors de la puerpéralité, il n'est malheureusement pas rare de trouver des péritonites aiguës ou chroniques, et jamais elles n'amènent d'inflammation du tissu cellulaire environnant.

3° *Propagation de l'inflammation de l'utérus au tissu cellulaire circonvoisin.* — Nous croyons que l'on en a beaucoup exagéré l'importance, et à moins d'admettre que la cause qui a amené l'inflammation de l'utérus, n'ait en même temps occasionné une contusion directe du tissu cellulaire du ligament large (la présence, par exemple, de la tête restée trop longtemps au passage ainsi qu'on l'a indiqué) ; nous ne pouvons guère croire à ce mode pathogénique. L'inflammation devrait alors se manifester en même temps que la métrite, et non apparaître de deux à quinze jours après l'accouchement. De plus, avec Bernutz, nous ferons remarquer que l'inflammation des organes creux se transmet plus facilement à la sé-

(1) Pajot, *Gazette obstétricale de Paris*, décembre 1874.

reuse qui les enveloppe qu'au tissu cellulaire; en effet, l'inflammation du poumon amène la pleurésie; l'orchite; la vaginalite; la métrite, amènera la péritonite (1). Nous ferons encore remarquer que dans le phlegmon du ligament large, au début, alors qu'il y a déjà de la douleur, et quelquefois même une tumeur perceptible par la palpation abdominale, le toucher fait constater la mobilité et l'indépendance de l'utérus, par suite le tissu cellulaire péri-utérin, encore souple, n'est point enflammé.

M. Nonat (2) fait souvent débuter l'inflammation, qu'il désigne sous le nom de phlegmon péri-utérin latéral, par le ligament large, pour gagner ensuite les côtés de l'utérus. Il est un certain nombre de cas dans lesquels le phlegmon siége primitivement dans la fosse iliaque, et même dans le tissu cellulaire situé au devant de la colonne lombaire. Aussi, il nous paraît difficile d'admettre cette propagation de l'inflammation de l'utérus au ligament large.

4° Quant à invoquer comme cause de la présence de l'*excès de fibrine* dans le sang des femmes en couche, nous croyons qu'elle est tout à fait insuffisante pour amener une inflammation.

5° *La phlébite et la lymphangite* sont les deux seules causes qui nous restent maintenant à étudier; mais avant nous examinerons rapidement la pathogénie attribuée aux phlegmons d'origine non puerpérale, les auteurs citent bien un nombre considérable de causes, mais ils n'indiquent guère la façon dont elles agissent, en premier lieu on a invoqué tous les troubles de la menstruation, conges-

(1) Paris, *Thèse de Paris*, 1866.
(2) Nonat, *loco citato*.

tion de l'ovaire, des trompes, mais il est encore difficile d'expliquer comment la congestion des ovaires peut amener un phlegmon du ligament large, et avec Bernutz nous croyons qu'il occasionne plutôt la pelvi-péritonite; du reste aujourd'hui les affections de l'ovaire et des trompes ont une importance beaucoup moins grande que celle que leur avait attribuée Aran, et dans beaucoup d'autopsies avec une collection purulente du ligament large on trouve les annexes (ovaires et trompes) complètement saines. Et quand elles sont malades, nous pouvons leur appliquer ce que nous disions pour la métrite, la cautérisation intra-utérine, celle du col de l'utérus. Toutes ces causes ne peuvent agir que par un des modes que nous avons étudiés plus haut.

Excès de coït.— Nous n'avons qu'à citer Trousseau (1), « Peut-être les excès de coït ont-ils la même conséquence « (abcès péri-hystérique). Je suis cependant disposé à « croire que les excès de cette nature doivent produire « plus souvent la pelvi-péritonite ; en effet, si l'inflamma- « tion primitive des veines ou des vaisseaux lymphatiques « est la cause la plus fréquente d'un abcès, il faut pour « qu'il se forme une inflammation dans la membrane « muqueuse utérine une lésion de continuité. Ces lésions « ont lieu à la suite de l'accouchement, de l'avortement, « des cautérisations, mais nous ne comprenons guère « comment elles pourraient être produites par le fait des « excès de coït ; à moins cependant qu'il n'existe primiti- « vement un catarrhe utérin ou quelque ulcération du « col de l'organe. »

Par suite, que le phlegmon du ligament large soit de

(1) Trousseau, *loco citato.*

nature puerpérale ou non, nous n'avons plus pour l'expliquer que deux moyens, l'inflammation des veines ou celle des lymphatiques.

Mais avant de chercher dans l'étude des différents phénomènes du phlegmon du ligament large la confirmation de ce que nous croyons être la vérité, nous voudrions présenter quelques considérations générales sur ces deux affections dans les maladies suites des couches.

Nous ferons d'abord remarquer, et pour cela nous nous appuierons sur les écrits de notre grand anatomo-pathologiste, l'extrême fréquence de la lymphangite utérine; Cruveilhier (1) dit: « La présence du pus dans les vaisseaux « lymphatiques de l'utérus est aussi fréquente que sa « présence dans les veines est rare. » Mais, nous objectera-t-on sans doute, Cruveilhier, dans l'épidémie qu'il eut à étudier, rencontra le plus souvent la lymphangite, mais rien n'est variable comme le génie épidémique, et dans les épidémies suivantes, on ne trouve surtout signalée que la phlébite. En effet, M. Voillemier, sur vingt-quatre autopsies, n'a rencontré que deux fois la lymphangite, c'est vrai; ajoutons qu'il n'a trouvé que trois cas de phlébite. Mais dans presque tous les cas il trouva du pus dans l'utérus (il ne cite pas le nombre de cas), ce pus était situé superficiellement vers les parties latérales et le fond, « il « (le pus) formait des petits foyers de la grosseur d'un « pois. » Il ajoute même qu'on aurait pu le prendre pour « du pus placé dans l'ouverture d'un vaisseau. » Depuis la description de MM. Lucas-Championnière, Siredey, Fioupe, nous croyons pouvoir affirmer que ces petits foyers purulents étaient des lymphatiques enflammés.

(1) Cruveilhier, *loco citato*.

Quant au mémoire de Béhier (1), M. Lucas Championnière a démontré que la plupart des observations données comme des exemples de phlébites étaient évidemment des cas de lymphangite.

Nous savons combien il est rare de voir la phlébite amener l'inflammation des tissus que traversent les veines enflammées ; au contraire le phlegmon dans la lymphangite est la règle et nous ne comprenons guère pourquoi on a voulu faire une exception pour le tissu cellulaire du ligament.

M. Hervieux, partisan de la phlébite comme cause du phlegmon puerpéral, admet d'abord un empoisonnement puerpéral, puis secondairement une phlébite. D'accord avec M. Thierry (2), il a toujours trouvé du pus dans les veines qui traversent le tissu enflammé. Mais, outre que toutes les observations de M. Hervieux ne sont pas convaincantes, ainsi que nous le démontrerons plus tard, rien n'empêche d'admettre qu'en même temps qu'il y avait phlébite, il existait de la lymphangite; souvent même on peut se demander si ces phlébites ne sont pas secondaires au phlegmon. M. Hervieux ne s'occupe pas du phlegmon en dehors de l'accouchement. Il n'y aura plus empoisonnement puerpéral ; et pourtant il y aura phlegmon. Faudra-t-il admettre la phlébite? Nous croyons que là encore la lymphangite sera plus à sa place. M. Lucas-Championnière a démontré que la lymphangite utérine pouvait exister en dehors de la puerpéralité.

En somme, nous croyons que de ces deux dernières causes qui nous restaient pour expliquer le phlegmon du

(1) Béhier, *loco citato*.
(2) Thierry, *Thèse de Paris*, 1868.

ligament large, l'esprit est beaucoup plus satisfait en admettant la lymphadénite avec inflammation du tissu cellulaire ambiant.

Voyons maintenant ce que l'étude du phlegmon du ligament large lui-même va nous donner.

CHAPITRE QUATRIÈME.

PHÉNOMÈNES DU DÉBUT.

Que la lymphadénite péri-utérine soit d'origine puerpérale ou non, son début est le même, et l'observation suivante peut nous servir d'exemple.

Obs. 1. — Phlegmon du ligament large gauche, déchirure du col du même côté. (Observ. recueillie par M. Denance, externe du service.)

La nommée Léontine R..., couturière, est entrée à l'hôpital Lariboisière, service de M. le docteur Siredey, le 13 mai, elle accouche le 14. Jusque-là sa menstruation était régulière. Depuis l'âge de dix-sept ans elle voyait ses règles apparaître tous les 1er du mois et durer environ une semaine. Enceinte pour la première fois, elle s'était toujours très-bien portée.

L'accouchement se fait bien, toutefois il existe une petite déchirure du périnée. Les serres fines ont raison de la solution de continuité dont les bords se soudent par première intention. Elle se porte bien jusqu'au dimanche 20 mai. Ce jour là elle éprouve un petit frisson d'une durée minime (sensation de froid suivie bientôt de chaleur exagérée), et elle éprouve une légère douleur dans la fosse iliaque droite. Les lochies sont abondantes, mais très-fétides. Il y a un léger œdème des grandes lèvres. Le lundi 21 mai, cette femme est toujours très-souffrante; elle est pâle, sa figure paraît fatiguée, la chaleur du corps est exagérée. Elle a 116 pulsations. La température prise dans le vagin est de 40°. L'appétit a complètement disparu et a été remplacé par une soif vive; la langue est large et blanche, la miction est normale; il y a un peu de diarrhée; le ventre n'a pas augmenté beaucoup de volume, n'est pas météorisé, n'est pas douloureux à la pression, sauf en un seul point, la fosse iliaque droite; encore la pression modérée en cette région est-elle facilement supporté par la malade. On ne constate ni tumeur ni empâtement; l'utérus a repris son volume normal; la vulve est un peu œdématiée et laisse écouler des lochies d'une grande fétidité. M. le docteur Siredey, à cause du peu de douleur qui existe dans la fosse iliaque droite, malgré la température exagérée, ne fait pas apposer de sangsues; il donne simplement du sulfate de quinine à la dose d'un gramme et un peu d'opium.

Les seins sont restés gorgés de lait; l'enfant toutefois est atteint depuis la veille d'ophthalmie purulente.

Le soir, la douleur spontanée a complètement disparu et à la pression dans la fosse iliaque droite. La malade ne se plaint que de la chaleur qu'elle a et de la perte d'appétit; elle se trouve mieux que le matin. La température prise dans le vagin est de 40°,5. Disons de suite que les douleurs spontanées n'ont jamais reparu, que le ventre depuis ce moment n'a jamais été douloureux à la pression, même dans la fosse iliaque droite; son volume est resté le même.

Sans la pâleur persistante de la malade, sans la température qui oscille entre 38° et 39°, sans le pouls qui dépasse toujours 100 pulsations, on eût pu croire à sa guérison. En tout cas, rien n'indique une localisation inflammatoire du côté du petit bassin, si ce n'est toutefois l'écoulement lochial qui est toujours d'une fétidité extrême, malgré les injections nombreuses et les soins de propreté dont on entoure la malade. Pas le moindre trouble dans la miction, selles très-régulières, aussi tous les organes sont ils examinés à tour de rôle; on ne trouve rien qui puisse expliquer la persistance de l'état fébrile. M. Siredey pense donc qu'il se fait un travail latent du côté du petit bassin, et en effet le 30 mai, on peut constater un empâtement dans la fosse iliaque droite et quelques jours après, on peut apprécier facilement l'existence d'une petite tumeur située dans la fosse iliaque droite. Elle est située très-profondément, et il est nécessaire de le comprimer fortement pour faire souffrir la malade. M. le docteur Siredey la touche le 1er juin et trouve en effet des signes d'inflammation péri-utérine; le vagin est plus chaud qu'à l'ordinaire, le col porté en arrière est à peine reformé, il présente à gauche une déchirure très-profonde, l'utérus est immobile, le cul-de-sac latéral gauche est rempli par une tumeur du volume d'un œuf de pigeon. Elle est irrégulière, et la pression en ce point est douloureuse. Par la palpation, cependant, on ne découvre rien dans la fosse iliaque gauche, la palpation et le toucher associés ne font rien découvrir de plus. Dans le cul-de-sac latéral droit, on trouve aussi une tumeur; elle est située plus en arrière que celle du cul-de-sac latéral gauche. Elle semble à la réunion du cul-de-sac latéral droit avec le cul-de-sac postérieur; elle est arrondie, du volume d'un œuf de pigeon, douloureuse au toucher. Elle est indépendante de la petite tumeur qu'on rencontre par la palpation dans la fosse iliaque droite.

L'écoulement vaginal n'est plus sanguinolent, il est jaunâtre, il a une odeur très-vive.

Sur ces entrefaites, l'enfant dont l'ophthalmie purulente était presque guérie, est pris tout à coup de convulsions et meurt. La malade est transférée de la salle Sainte-Anne, lit n° 28, à la salle Sainte-Geneviève, lit n° 7. Son état général est toujours le même. Toujours de la fièvre; toutefois la température qui, le jour de son entrée à Sainte-Geneviève était de 40°, descend le lendemain à 38° et à 37° quelques jours après; le pouls est beaucoup moins fréquent, mais toujours pas d'appétit, et aussi la malade prend la pâleur propre aux affections péri-utérines.

Le 8 juin, le toucher donne quelque chose de nouveau. La tumeur du cul-de-sac latéral droit a disparu ou à peu près, le col est encore effacé et porté à gauche, la déchirure à gauche est profonde, le cul-de-sac latéral gauche est effacé et rempli par une tumeur qu'on peut faire mouvoir entre ses deux doigts par la palpation et la touche associés.

La palpation dans la fosse iliaque droite ne fait plus découvrir de tumeur.

La malade n'a plus de fièvre, sa température est normale et son pouls régulier et calme; elle a repris de l'appétit et semble s'améliorer un peu.

Cet état a continué ainsi jusqu'au 13 juin. A ce moment la malade éprouve des douleurs assez vives à l'hypogastre qui se terminent par un écoulement sanguin dont la durée est de trois à quatre jours et que la malade considère comme son retour de couches.

Le 20 juin, on pratique de nouveau le toucher; le col est porté en arrière et à gauche, il est à peine reformé, il porte une large déchirure à gauche, l'utérus est complètement immobilisé, le cul-de-sac antérieur est rempli par une masse assez inégale et douloureuse au toucher, mais c'est surtout dans le cul-de-sac gauche que se trouve la tumeur la plus volumineuse; elle a continué du reste avec l'induration du cul-de-sac antérieur. Depuis quelques jours, la malade se plaint que la miction est douloureuse, mais surtout la fin.

Le toucher du 26 juin donne toujours les mêmes résultats, toutefois le cul-de sac antérieur paraît plus libre, la tumeur du cul-de-sac gauche semble avoir augmenté de volume, toujours écoulement aunâtre par le vagin, mais l'odeur en est beaucoup moins vive.

Le 2 juillet, on trouve que la tumeur a sensiblement augmenté de volume.

Enfin, le 6 juillet, l'état de la malade est le suivant : face d'une pâleur extrême, pas d'amaigrissement, figure assez gaie, langue bonne, appétit un peu revenu, miction normale, un peu de constipation, ventre nullement développé, nullement douloureux, utérus complètement revenu sur lui-même, les mamelles ne sont pas encore flétries et la pression sur le mamelon fait rendre encore du lait, chaleur normale, pouls normal aussi.

La vulve a repris son aspect normal ; il y a toujours un écoulement blanc jaunâtre, mais il est beaucoup moins abondant.

Par le toucher, on trouve le col porté un peu en arrière et à gauche, largement déchiré à gauche, le corps de l'utérus est repoussé à droite, il est immobile, le cul-de-sac droit et le cul-de-sac postérieur sont sains ainsi que le cul-de-sac antérieur. Mais dans le cul-de-sac latéral gauche, se trouve une tumeur arrondie, très-facile à délimiter avec le doigt et qui, par la palpation et le toucher associés, semble grosse comme une orange.

Cette observation confirme ce que déjà M. Bernutz avait remarqué : Après un ou plusieurs frissons, on voit apparaître une douleur dans une des fosses iliaques, douleur qui disparaît rapidement, puis la malade reste pendant quelques jours sous l'influence d'une fièvre assez modérée, sans que la palpation ou le toucher indique la moindre tuméfaction péri-utérine. Ces femmes présentent tous les symptômes de ce que M. Lucas-Championnière a décrit sous le nom de lymphangite utérine sans péritonite. Au bout de quelques jours ces malades paraissent guéries, sortent de l'hôpital, et alors après le moindre exercice, la moindre fatigue, elles voient leur douleur réapparaître ou augmenter. Si, comme dans l'observation n° 1, on pratique le toucher vaginal, au bout de quelques jours on trouve alors de petites tumeurs douloureuses dans le cul-de-sac, on est en présence d'une lymphadénite péri-utérine. Cette forme s'explique bien plus facilement par la lymphangite que par la phlébite. En effet, ainsi que l'a démontré M. Siredey (1), cette dernière est caractérisée par un frisson violent, s'accompagnant d'une température élevée, puis la fièvre tombe. La température redevient normale, et le lendemain la malade reparaît en bonne santé jusqu'au retour d'un nouveau frisson. Ainsi, nous le voyons dès le début, les symptômes concordent plutôt avec ceux de la lymphangite.

Ces femmes ont en effet un ou plusieurs frissons, mais très-légers, puis de la fièvre, fièvre qui persiste pendant plusieurs jours et qui ne cède point, comme le phénomène local, douleur, sous l'influence d'un cataplasme ou des sangsues. Cette légère poussée peut durer plusieurs jours. Nous avons eu l'occasion d'en voir cette année un certain nombre de cas dans notre salle d'accouchements. Chez beaucoup de femmes cette lymphangite n'eut point de suite, chez d'autres elle fut le prélude d'une lymphangite grave, se terminant par péritonite et mort. Chez la malade qui fait le sujet de notre observation, l'inflammation resta localisée au ligament large, occasionna une lymphadénite avec inflammation du tissu cellulaire ambiant.

Nous avons aussi observé cette année, dans le service de notre savant maître M. Siredey, cette légère poussée de lymphangite à la suite de cautérisation du col utérin, soit au galvano-caustique, soit à l'acide chromique. Mais

(1) Siredey, *Annales de gynécologie,* mars et avril 1875.

dans tous ces cas le repos au lit, des cataplasmes, quelquefois même des sangsues suffisent pour empêcher l'inflammation d'aller plus loin.

Nous ferons remarquer aussi l'absence de tumeurs indiquées par le toucher vaginal au début des accidents, les ganglions étant le plus souvent situés sur le bord externe du ligament large, ainsi que nous l'avons vu dans notre exposé anatomique.

CHAPITRE V.

MARCHE ET TERMINAISON.

Si nous recherchons maintenant les indications que nous donne la marche et la terminaison de ces phlegmons, nous allons voir que là tout est encore en faveur de la lymphangite. Nous citerons d'abord une observation dans laquelle la marche est très-caractéristique.

Obs. II. — Déchirure du col à droite, lymphadénite pelvienne, inguinale et crurale.— Suppuration, ouverture par le vagin. (Obs. recueillie par M. Denance, externe de service.)

B..., âgée de 32 ans, journalière, entrée à l'hôpital Lariboisière en juin, à la crèche, lit nº 5 (service de M. le Dr Siredey).

Cette femme a toujours été bien portante, réglée à 17 ans régulièrement. Elle a eu trois enfants. Pas de fausse couche. Ses couches ont été bonnes et la menstruation s'était accomplie régulièrement dans l'intervalle. Son dernier accouchement date de un mois. Elle accouche heureusement un mercredi. Pas de déchirure au périnée. Elle nourrit son enfant. Le lundi suivant, quatre jours après son accouchement, elle est prise d'un frisson. Mais des affaires de famille l'obligeant à sortir de l'hôpital, elle n'avertit pas du frisson qu'elle a eu et sort de l'hôpital le vendredi. Ce même jour, pendant le trajet de l'hôpital à la maison, elle est prise de nouveau de frissons qui se répètent plusieurs fois dans la soirée. Aussi fut-elle obligée de se mettre au lit; elle eut de la fièvre (pas d'appétit, soif vive, chaleur exagérée) et une douleur très-vive dans la fosse iliaque droite. Les lochies coulaient plus abondantes et plus fétides. Elle n'eut ni nausées ni vomissement. Cet état s'est continué jusqu'au jour de son entrée à l'hôpital. Cette femme restait au lit la plus grande partie de la journée; elle se levait toutefois deux ou trois heures pour vaquer aux soins de son ménage.

Aujourd'hui la malade est amaigrie; elle a surtout cette pâleur mate qu'on peut regarder comme caractéristique des inflammations péri-intérines en voie de suppuration. La langue est blanche, la soif assez vive, cependant l'appétit est conservé et les digestions sont assez faciles. Elle a eu de la diarrhée depuis trois semaines, mais aujourd'hui cette diarrhée est apaisée. La miction a toujours été normale. Il y a de la douleur dans la fosse iliaque droite et cette douleur est augmentée par la pression dans cette région; mais on ne trouve ni empâtement ni tumeur. Les lochies n'ont pas disparu. Il y a toujours sur la vulve un écoulement séro-sanguinolent et sanieux très-abondant et très-fétide

Par le toucher on trouve une chaleur assez vive dans le vagin. Le col de l'utérus est reformé. La direction est à peu près normale. Il présente une encoche à droite. Les culs-de-sac postérieur, antérieur et latéral gauche sont libres. On trouve dans le cul-de-sac droit une tumeur ovoïde, arrondie, faisant saillie dans le vagin et descendant jusqu'auprès de la commissure droite du col. Cette tumeur paraît adhérente aux parois du bassin. Elle est très-douloureuse à la pression. En retirant le doigt, on ramène sur l'index un peu de pus.

Cette femme se plaint aussi d'avoir beaucoup moins de lait qu'auparavant; toutefois, comme son enfant ne dépérit pas et qu'elle tient à le conserver auprès d'elle, on n'éloigne pas l'enfant. Les mamelles examinées sont en effet flasques et ridées : toutefois la pression au niveau dn mamelon fait monter encore du lait par les orifices.

La température prise dans le vagin est normale.

Cet état a continué sans amélioration ni aggravation jusqu'au 7 mai; à ce moment il n'y a plus d'écoulement sanguinolent sur la vulve, mais un écoulement leucorrhéique abondant et peut-être purulent.

Le toucher ne fait rien sentir de particulier. Toutefois la malade se plaint de douleurs au niveau du pli de l'aine. La pression sur cette région est excessivement douloureuse. On sent un petit ganglion superficiel. La malade fléchit sa cuisse droite et la tient continuellement dans cette position. Elle garde aussi de préférence, malgré les avertissements, le décubitus latéral droit.

Du 8 mai au 20 mai, la malade est plus souffrante, mais elle est atteinte de bronchite généralisée contractée probablement par refroidissement. Elle a un groupe d'herpès sur la lèvre supérieure au niveau du sillon naso-lobaire.

L'affection principale ne rétrograde pas cependant. La position de la malade (cuisse fléchie sur le bassin, rotation du membre inférieur en dedans, décubitus latéral droit ; douleur dans le membre inférieur droit) reste la même. Toujours douleur très-vive au niveau du pli de l'aine et sensation d'un ganglion qui devient de plus en plus volumineux. On sent aussi au niveau du triangle de Scarpa, un peu en dehors des vaisseaux, une petite induration limitée, arrondie, et très-douloureuse.

Le toucher ne présente cependant rien de nouveau. Toujours même tumeur dans le cul-de-sac latéral droit. L'écoulement de pus semble arrêté.

Les mamelles sécrétent de moins en moins et deviennent de plus en plus flasques. Elle continue cependant à vouloir conserver son enfant.

Du 20 mai au 28 mai, il y a aggravation de l'état de la malade. Elle n'a pas recouvré l'appetit qu'elle avait perdu pendant sa bronchite ; elle a même des nausées assez fréquemment, mais pas de vomissements. Elle se plaint surtout des sueurs nocturnes très-abondantes qui l'épuisent. Le pouls est resté calme, mais la température a augmenté et elle présente 39°5, le 28 mai au soir. La région de l'aine est empâtée et très-douloureuse dans l'étendue de 2 centimètres environ au-dessus de l'arcade de Fallope. Au-dessous de l'arcade de Fallope, dans le triangle de Scarpa, la petite masse indurée et arrondie a augmenté de volume et est très-douloureuse au toucher. La position du membre inférieur droit reste toujours la même. Le toucher donne les mêmes sensations.

Le 5 juin au matin on constate de l'œdème et dans la région inguinale et dans la région crurale. La tumeur de la cuisse s'est accrue encore en volume et occupe une étendue de 5 centimètres en dehors des vaisseaux fémoraux et de 4 centimètres à peu près au-dessous de l'arcade crurale.

Cette tumeur semble se confondre avec la tumeur située au-dessus de l'arcade de Fallope et qui, elle, a le volume d'un gros œuf de poule.

Tout autour de ces masses indurées on constate de l'œdème. Cet œdème augmente pendant plusieurs jours, et le 8 juin, il occupe tout le flanc droit, toute la région ilio-inguinale, toute la région inguino-crurale. Il est beaucoup plus prononcé sur les régions externes, mais cela tient au décubitus de la malade, qui est toujour incliné à droite.

Les urines examinées ne contiennent pas d'albumine.

Les jours suivants, l'œdème semble augmenter un peu et il survient un peu d'œdème à la jambe et au pied droit.

L'état général est toujours mauvais. L'allaitement est devenu impossible; les mamelles sont complètement taries, aussi on éloigne l'enfant.

Le traitement par les bains tous les deux jours, les cataplasmes sur les parties malades est toujours continué jusqu'au 20 juin. La veille de ce jour la malade ressentit des douleurs plus violentes dans le bassin; elle avait eu des envies plus fréquentes d'uriner. En outre, il s'était écoulé par le vagin une quantité assez considérable de liquide blanchâtre, épais, que la malade disait être du pus.

On constate en effet, le 20 juin, qu'il y a une légère amélioration dans les symptômes locaux, surtout du côté du vagin. Par le toucher, en effet, on trouve toujours la tumeur dans le cul-de-sac droit; mais elle est beaucoup moins dure et elle semble avoir diminué de volume. Le doigt retiré est enduit de pus dont une partie est restée adhérente à la pulpe qui touchait le cul-de-sac et la tumeur.

L'état général semblait aussi meilleur. La malade dit éprouver beaucoup de soulagement depuis la veille, que les douleurs sont beaucoup moins vives. Elle semble plus gaie et plus confiante en la guérison. Elle dit aussi avoir plus d'appétit.

Depuis ce temps, l'écoulement purulent par le vagin n'a pas discontinué. L'œdème des tissus périphérique aux tumeurs inguinales et crurales a disparu. Les tumeurs elles-mêmes sont beaucoup moins douloureuses, et chaque jour elles diminuent de volume.

Aujourd'hui 6 juillet, la malade présente l'état suivant : femme amaigrie avec pâleur caractéristique. Seins absolument flasques. La pression sur le mamelon ne fait suinter aucun liquide des canaux galactophores. Elle est toujours dans le décubitus latéral droit.

L'appétit est un peu revenu; les digestions sont assez faciles. Pas de constipation. Miction normale.

Le membre inférieur droit reste toujours fléchi sur le bassin, dans la rotation en dedans. La jambe qui, elle aussi, est fléchie sur la cuisse, ne peut être étendue. Si on cherche à mettre le membre inférieur droit dans la rectitude, la femme prend la position cambrée.

L'œdème a disparu complètement et sur la paroi abdominale, et à la cuisse autour de la tumeur, et à la jambe et au pied droits.

Toutefois par la palpation on sent encore une induration très-grande au-dessus du pli de l'aine et dans la région inguino-crurale ; mais ces tumeurs ont diminué de volume.

Cette observation est très-intéressante, car elle nous fait voir une tumeur siégeant dans le ligament large, puis une nouvelle tumeur apparaissant dans le pli de l'aine, sans communication apparente l'une avec l'autre, cette dernière d'origine évidemment lymphatique ; en même temps que cette tumeur on constatait une déchirure du col du même côté, il est par suite très-plausible d'admettre que nous avons eu affaire à une lymphadénite ayant débuté par le ligament large, puis la fosse iliaque, puis les ganglions de l'aine. Nous rappellerons en passant que Morgagni (1) avait déjà noté cette communication entre les ganglions pelviens et les ganglions inguinaux sous le ligament de Poupart.

Nous rapporterons comme exemple de marche opposée l'observation suivante :

Obs. III. — Plaie de la vulve. Adénite inguinale et pelvienne, infiltration phlegmoneuse du ligament large droit. — Péritonite générale, mort, autopsie (Obs. personnelle recueillie dans le service de M. Siredey.)

La nommée L... (Valentine), âgée de 23 ans, blanchisseuse, entrée le 8 mars 1876, service de M. Siredey, salle Sainte-Anne, n° 19.

Cette femme entre à l'hôpital vers 10 heures du soir pour accoucher ; c'était son premier enfant ; la dernière menstruation datait du 12 juin 1875 ; les douleurs avaient commencé vers 8 heures du soir, et la poche des eaux s'était presque aussitôt rompue. A

(1) Morgagni, *loc. cit.*

dix heures 1/2 du soir on fit le diagnostic de présentation des fesses, position sacro-iliaque gauche antérieure.

A 2 heures du matin, la dilatation de la vulve ne se faisant pas, on fit deux incisions de chaque côté au tiers inférieur; ces incisions étaient larges de 1 centimètre chacune.

L'accouchement se fit à 4 heures du matin; l'enfant pesait 3,020 grammes.

La délivrance fut faite 15 à 20 minutes après, mais les membranes se déchirèrent et il en resta probablement quelques débris dans l'utérus.

10 mars. La malade allait très-bien.

11. On constate à la visite du matin un peu de fièvre; les grandes lèvres sont œdématiées, surtout au niveau des incisions ainsi qu'au niveau de la fourchette où il existe une légère déchirure médiane à peine longue d'un centimètre.

Dans l'après-midi, la malade a un peu de refroidissement suivi de sueurs, mais sans tremblement; elle accuse une douleur dans la région inguinale droite; on trouve à la partie tout à fait interne de cette région un petit ganglion engorgé du volume d'un gros haricot. Pas de douleur dans le ventre.

12. Nouveau frisson cette nuit (froid et sueur). Pas d'appétit, ni vomissement, ni nausées. T. 39°2. La tuméfaction des grandes lèvres a diminué, mais la malade souffre toujours dans le pli de l'aine, les ganglions sont pris à droite et à gauche, le ventre est souple, pas douloureux, l'utérus couché dans la fosse iliaque droite n'est pas douloureux à la pression. Les lochies sont normales; les seins contiennent du lait en assez grande abondance.

Soir, T. 40°. Toujours douleur inguinale; on constate de la rougeur au niveau de la partie interne du pli de l'aine.

13. T. 38°6. Pas de frisson, pas de vomissement ni de nausées. Perte complète de l'appétit, épistaxis abondantes. Les grandes lèvres sont rouges, tuméfiées de nouveau; un peu de sphacèle au niveau de la fourchette. Douleur et rougeur au niveau des ganglions inguinaux.

La malade passe à la crèche, n° 5.

T., 40° soir. A la suite de son transport à la crèche, la malade a eu un léger frisson (stades de froid et de sueur). Le ventre est ballonné et la malade y ressent des douleurs dans les fosses iliaques droite et gauche, douleurs que la pression exaspère. Pas de vomissements, pas de nausées. Langue blanche, humide.

Pas d'appétit, soif vive. Les seins contiennent du lait. Lochies normales. Pas de modifications de l'état local (grandes lèvres et région inguinale).

La malade a de fréquentes envies d'aller à la garde-robe sans avoir d'évacuation.

La malade n'ayant pas uriné, le cathétérisme donne issue à une assez grande quantité d'urine.

14. P., 104; T., 38°,8.

Quelques nausées sans vomissements. Les ganglions sont moins douloureux; il y a moins d'empâtement tout autour. Toujours œdème des grandes lèvres.

Le ventre est ballonné et douloureux dans les fosses iliaques. Cathétérisme soir et matin.

T., 39°,2 soir; même état.

15. P., 96; T., 38°,6.

Nausées. Ballonnement du ventre; douleur à la pression, surtout dans la fosse iliaque droite. Tuméfaction et rougeur des grandes lèvres, surtout à gauche; les plaies et la déchirure médiane en particulier ont un aspect grisâtre diphthéroïde.

T. soir, 39°,3.

16. P., 108; T., 39°,4.

Nausées. Langue blanche, selles diarrhéiques. Le ventre est toujours ballonné, très-douloureux à la pression, surtout dans la fosse iliaque gauche, mais peu d'empâtement. Rétention d'urine. Cathétérisme suivi d'un frisson d'un quart d'heure avec claquement des dents. Opium, 0,10.

P. soir, 120; T., 39°,2; 44 resp. (type costal supérieur).

Depuis une heure de l'après-midi, la malade a eu des vomissements verdâtres assez abondants, le facies s'est beaucoup altéré depuis le matin; les traits sont tirés, le visage est pâle, fatigué; la langue est blanche, sèche sur le limbe; les lèvres et les dents sont couvertes de fuliginosités. Nausées, hoquet, diarrhée abondante (huit ou neuf selles).

Le ventre est très-ballonné, douloureux spontanément, la pression réveille de la douleur dans toute la région sous-ombilicale et même un peu dans la région épigastrique.

Cathétérisme.

Glace, cataplasmes sur le ventre, opium.

On continue les injections et les grands lavages des parties génitales externes, qui sont du reste pratiqués trois fois par jour depuis son accouchement.

17. P. 132, T. 38°,8.

Les vomissements ont continué, la malade est toujours très-fatiguée. Pas de changements du côté du ventre. Les grandes lèvres sont tuméfiées, mais les plaies sont toujours grisâtres, moins de diarrhée. La malade a uriné seule.

1 gr. de sulfate de quinine, opium.

T. S. 39°,2; P. 132.

La malade ne pouvant soigner son enfant, qui du reste a maigri beaucoup depuis quelques jours, l'enfant est envoyé en nourrice et la mère passe salle Sainte-Geneviève, n° 15.

La malade a vomi deux fois depuis son passage, la langue est sèche, le ventre ballonné, toujours douloureux, surtout dans la fosse iliaque droite. — Cathétérisme.

18. T. 39°,3; P. 135, 48 resp. (type costal supérieur). Visage très-altéré, hoquets, vomissements; ventre très-ballonné.

Les grandes lèvres sont toujours tuméfiées, mais la rougeur qui s'étendait depuis les grandes lèvres jusqu'à la partie interne de la région inguinale est remplacée par une teinte livide (lie de vin), ne s'effaçant pas par la pression.

Soir, p. 140. T. 38°, resp. 40.

La malade a continué à vomir (vomissements verdâtres); le ventre toujours ballonné n'est plus douloureux. Hoquets, teinte jaune des conjonctives. La malade est dans un état de dépression très-grave.

19. P. 160, T. 38°,5, resp. 40.

Vomissements verdâtres continuels, facies très-altéré, nez pincé. Les yeux sont excavés, le pouls filiforme, les respirations très-pénibles sans paralysie du diaphragme; un peu de diarrhée. La douleur du ventre a disparu complètement. Hoquet. Cathétérisme.

La malade succombe à 10 heures 1/2 du matin.

Autopsie, le 20, à dix heures du matin, vingt-quatre heures après la mort.

Écoulement verdâtre par la bouche.

A l'ouverture de l'abdomen, on constate une péritonite généralisée; les anses d'intestins sont reliées entre elles par des fausses membranes; les culs-de-sac péritonéaux du petit bassin sont remplis de pus.

L'utérus est volumineux, arrive au niveau du pubis et remplit presque le petit bassin; il est double d'une coque de fausses membranes.

Les poumons sont adhérents aux plèvres, mais ce sont d'anciennes adhérences.

Tous les viscères sont enlevés, et l'on ne laisse en place que l'utérus; en disséquant les ganglions lombaires, on les trouve plus volumineux qu'à l'état normal. Ils sont rouges, mais à la coupe, ils ne paraissent pas contenir de pus; il en est de même des ganglions inguinaux des deux côtés, et l'on peut suivre la chaîne ganglionnaire iliaque et lombaire; tous ces ganglions sont volumineux, rouges, et sont le siége d'une vive inflammation, mais, à première vue, ils ne paraissent pas contenir de pus.

Ces ganglions seront examinés au microscope. (Nous devons à l'obligeance de M. de Sinéty la note suivante : « Sur les préparations de ces ganglions, on observe que la portion folliculeuse est normale, mais la portion caverneuse est gorgée de grosses cellules et de globules blancs en partie dégénérés (globules de pus). »

Les ligaments ronds sont aussi rouges, tuméfiés, sans trace de pus.

L'utérus et ses annexes sont enlevés en rasant les parois du petit bassin; on peut alors constater que le tissu cellulaire du ligament large droit est épaissi, il est le siége d'une infiltration de sérosité très-abondante; il en est de même du tissu cellulaire péri-utérin (en avant et en arrière).

Les trompes sont rouges, tuméfiées, surtout la gauche, qui est d'un rouge vif. Incisées, elles ne contiennent pas de pus dans leur intérieur. Les ovaires ne présentent rien d'anormal.

Des incisions pratiquées dans le tissu utérin, au niveau des parties latérales, donnent issue à du pus crémeux venant des lymphatiques utérins, mais on ne trouve guère de chaque côté qu'un vaisseau lymphatique ou deux contenant du pus. Rien dans les veines. Une incision du vagin et de l'utérus sur la ligne médiane antérieure fait voir que la lèvre postérieure du col porte trois déchirures qui n'intéressent que la portion vaginale du col.

A la surface de l'utérus, on trouve à peine quelques détritus noirâtres. L'insertion placentaire qui se faisait à la face antérieure ne présente rien d'anormal. L'utérus ne contenait aucun débris du délivre.

Cœur sain; il en est de même de la rate, des reins, du foie.

Œdème et congestion des poumons, surtout à la base du poumon droit.

Dans cette observation où l'autopsie est venue, hélas! confirmer notre diagnostic, nous avons trouvé un phlegmon du ligament large consécutif à une lymphadénite dont l'origine avait été une plaie de la vulve, et, comme on le voit par l'autopsie, la marche avait eu lieu de l'aine aux ganglions iliaques et hypogastriques.

La marche intermittente de quelques-uns de ces phlegmons se rapporte encore très-facilement à l'idée de la lymphadénite. M. Bernutz (1) dit que les malades « entrent ou semblent entrer au bout de peu de temps en « convalescence. J'ai mis cette dernière restriction parce « que, chez un certain nombre de malades, une partie « souvent considérable de la tumeur se termine par indu- « ration et qu'il faut dans ce cas insister pour leur faire « garder le repos au lit, tant que l'on n'a pas obtenu la « résolution de la plus grande partie de l'induration ; il « faut se souvenir en effet qu'un de ces noyaux indurés « qui peut avoir échappé, plus ou moins au toucher, « peut être, assez longtemps après la guérison apparente, « la cause d'une récidive si la malade se livre à des tra- « vaux pénibles. »

Supposons un phlegmon de l'aine terminé par induration, personne n'hésitera à attribuer ces noyaux d'induration à des ganglions engorgés; pourquoi n'en serait-il point de même pour le phlegmon du ligament large.

Nous devons à l'obligeance de notre excellent ami et collégue Bulteau, interne de M. le docteur Tillaux, l'observation suivante :

(1) Bernutz, *in Archives de tocologie.*

Obs. IV. — Phlegmon chronique péri-adénique du ligament large gauche.

La nommée M... (Marie), âgée de 26 ans, entre le 15 avril 1876 à l'hôpital Lariboisière, dans le service de M. le docteur Tillaux, salle Sainte-Jeanne, n° 19 *bis*.

Réglée depuis l'âge de quatorze ans toujours régulièrement, elle a eu trois enfants à terme et fait une fausse couche. Son dernier accouchement date de 1870. Depuis trois mois et demi, elle fait un travail très-fatigant, et depuis ce moment ses règles qui viennent très-régulièrement sont très-abondantes et durent huit à dix jours. Pendant les quelques jours qui précèdent l'époque menstruelle, la malade éprouve des douleurs très-vives dans le bas-ventre et dans la région lombaire. Depuis trois mois elle ressent des douleurs continuelles dans le côté gauche et dans la cuisse correspondante, pas d'excès de coït; la malade n'attribue son affection qu'à ses grandes fatigues.

État actuel.—M... (Marie) est d'une constitution faible, elle est pâle, amaigrie et porte au cou des cicatrices d'adénites anciennes, témoignant de son état lymphatique. A la palpation du ventre, on trouve, dans la fosse iliaque gauche, une masse endurcie, douloureuse à la pression, occupant le tiers de la fosse iliaque.

Au toucher vaginal, on constate une induration douloureuse limitée au cul-de-sac latéral gauche, s'étendant un peu sur la paroi correspondante du vagin. La partie latérale gauche du col de l'utérus est profondément déchirée.

M. le docteur Tillaux fait le diagnostic de phlegmon chronique périadénique du ligament large gauche, causé probablement par la fatigue.

Traitement : Cataplasme, repos au lit, régime tonique.

20 avril. — Pas de fièvre le soir, douleur dans la fosse iliaque gauche et dans la cuisse correspondante qui est un peu œdématiée, l'empâtement n'augmente pas.

25 avril. — La malade s'est levée, malgré la défense qui lui en a été faite; douleurs très-vives dans le ventre, vomissements, fièvre. Au toucher vaginal, l'induration ne semble pas avoir augmenté, la pression à ce niveau est très-douloureuse, le col un peu tuméfié est très-douloureux à sa base.

1er mai. — Les douleurs persistent.

3 mai. — Apparition des règles, pertes de sang assez considéra-

bles, les douleurs abdominales cessent avec l'écoulement sanguin qui a lieu le 11 mai.

24 mai. — La malade n'a plus souffert depuis le 11. La tuméfaction de la fosse iliaque a bien diminué; immédiatement au-dessous du ligament de Fallope, on sent une petite tumeur, dure, presque idolente, assez bien limitée, donnant la sensation d'un ganglion induré. État général très-bon.

3 juin. — Douleur plus vive à l'apparition des règles, accompagnées de vomissements bilieux assez abondants, perte de sang anormale.

5 juin. — Disparition des douleurs.

13 juin. — Cessation des règles, l'induration de la fosse iliaque n'existe presque plus.

15 juin. — Au toucher vaginal, on sent une petite tumeur de la grosseur d'une petite noix dans le cul-de-sac latéral gauche, tuméfaction indurée et douloureuse à la pression. État général excellent. La malade demande son exeat quelques jours après.

Cette observation nous paraît, comme à M. le docteur Tillaux, un type d'adénite du ligament large d'origine strumeuse.

M. le docteur Just Lucas Championnière cite deux cas de tumeurs ganglionnaires du ligament large, l'un emprunté à la pratique de M. Siredey, l'autre qu'il a eu l'occasion d'observer dans son service de l'hôpital Necker. Nous citerons cette dernière.

Obs. V. — Adénite chronique du ligament large (Obs. tirée du mémoire de M. le Dr Lucas Championnière.)

Une femme H..., de vingt ans, pâle, amaigrie, entra le 2 septembre 1874. Cette femme avait eu des hémoptysies, des sueurs nocturnes, de la fièvre le soir; on constatait de l'expiration prolongée au sommet droit, mat dans une grande étendue. Mal réglée dans l'enfance depuis l'âge de onze ans; premier accouchement régulier, septembre 1872, dernier accouchement, mai 1874. Un mois après cette couche, douleurs abdominales avec irradiation dans les hanches et la cuisse droite; elle a perdu irrégulièrement du sang depuis cette époque.

L'abdomen est de volume normal, les parois sont flasques, la pression à droite, au niveau du détroit supérieur, est douloureuse; on sent en arrière une petite tumeur dure et sensible à la pression.

Le toucher montre le col entr'ouvert, rugueux, déchiré et ulcéré à droite, le cul-de-sac gauche est libre, le droit est effacé, rénitent, quelques vaisseaux battent sous le doigt.

En arrière du col et à droite, noyau bien arrondi, du volume d'une très-grosse noisette, dur et très-douloureux à la pression.

Au speculum, ulcération des deux lèvres, plus profonde à droite. Cette femme est traitée par l'application de vésicatoires répétés sur l'abdomen, de tampons au glycérolé de tannin dans le vagin. Elle sort sur sa demande le 21 septembre, la tumeur n'est pas diminuée mais l'ulcération du col est presque cicatrisée, et la sensibilité et les douleurs ont disparu.

Quinze jours après, elle vient me demander un lit à l'hôpital Necker. Elle s'est beaucoup fatiguée, le col est ulcéré de nouveau, la tumeur est beaucoup plus grosse, du volume d'un petit œuf.

Elle est plus molle, on dirait qu'elle marche vers la suppuration, et les douleurs spontanées et provoquées sont très-vives. On sent toujours au niveau du détroit supérieur une tumeur moins grosse sur laquelle le doigt roule; elle est sensible.

Même traitement.

Deux mois de repos dans le service amènent du calme dans les phénomènes douloureux.

Je n'ai pas revu la malade à sa sortie, mais je viens de la retrouver ces jours derniers (15 juin 1875). Après trois mois de santé passable, elle a recommencé à souffrir du ventre; le toucher montre encore une tumeur bien circonscrite, mais aussi volumineuse qu'un œuf, accolée à l'utérus, très-douloureuse à la pression, le col est ulcéré. L'amaigrissement de la malade fait des progrès. Au niveau du détroit supérieur, il n'existe plus de tumeur.

Cette fois, j'ai pu observer bien nettement le début d'une tumeur qui, circonscrite, ne paraissait pas avoir plus du volume d'une noisette; puis, progressivement, cette tumeur a grossi et, lorsque je vis la malade à l'hôpital Necker, elle avait le volume d'un petit œuf et tendait à se ramollir. Rien qu'à cause du siége, on est en droit de supposer l'existence d'une adénite; mais il y avait en outre chez cette femme une tumeur douloureuse au niveau du détroit supérieur, peu volumineuse, arrondie, distincte de la précédente, et dont la persistance fut notée à de longs intervalles. Il y avait eu ulcération du col utérin, surtout du côté droit.

La marche de cette tumeur et son siége ayant été bien caractéristiques, je me crois en droit de supposer ici une adénite chronique avec poussées inflammatoires périphériques.

Nous adoptons complètement les opinions de M. Lucas Championnière, et avec lui nous rapprochons de ces cas ceux où l'inflammation, « plus aiguë et plus extérieure, « amène dans des conditions analogues des abcès des li- « gaments larges, des abcès iliaques. »

L'examen de la tumeur nous fournit encore d'autres renseignements. En effet, le toucher vaginal nous fait presque toujours constater des lésions du côté du col de l'utérus.

La lecture de nos observations 1, 2 et 6, de celles citées dans la thèse de M. Thierry, nous fait voir qu'on a constaté très-souvent des lésions du col [déchirures profondes (observations 1-3), ulcérations, cautérisations], lésions siégeant du même côté que l'inflammation du ligament large. L'observation suivante nous en fournit une nouvelle preuve.

Obs. VI. — Phlegmon du ligament large gauche. Phlegmon du ligament large droit, déchirement du col, issue du pus par le rectum, propagation de l'inflammation au tissu cellulaire de la paroi abdominale antérieure. Ouverture de l'abcès au niveau et au-dessous de l'ombilic, guérison (Observation personnelle recueillie dans le service de M. le Dr Siredey). (1)

N... (Maria), âgée de vingt-deux ans, couturière, entre le 20 décembre 1875 salle Sainte-Geneviève, nº 29. Jamais malade, réglée

(1) Cette observation a été publiée en résumé dans la thèse de mon excellent collègue Gauderon, p. 90, obs. XXIX (*De la péritonite idiopathique aiguë des enfants et de sa terminaison par suppuration et par évacuation du pus à travers l'ombilic*, thèse de Paris, 1876).

pour la première fois à l'âge de douze ans; depuis, elle a vu ses règles revenir régulièrement tous les mois, elle perdait du sang pendant deux ou trois jours et toujours sans douleur.

Elle accoucha pour la première fois le 25 janvier 1875 d'une petite fille bien portante aujourd'hui; la grossesse, le travail et les suites des couches furent normaux. Le 29 novembre 1875, elle accouchait pour la deuxième fois, salle Sainte-Anne (hopital Lariboisière), normalement d'une fille pesant 3k,750 qui mourut au bout de dix jours; à sa sortie de l'hôpital, onze jours après son accouchement, elle était très-bien portante et put se remettre dès le lendemain à son travail (couture, assise et sans mécanique). Les lochies étaient complétement arrêtées, ses seins ne contenaient plus de lait.

Le soir, elle fut prise de douleurs lombaires qui la forcèrent de se mettre au lit, mais le lendemain elle put reprendre son travail et le continuer pendant plusieurs jours, pourtant elle se trouvait très-fatiguée le soir et souffrait dans la région lombaire. La douleur devenant plus vive, elle mit des cataplasmes sur son ventre et garda le lit un jour ou deux.

Le 14 décembre 1875, quinze jours après son accouchement, elle fut obligée de faire une longue course à pied, et le soir elle fut prise d'une vive douleur dans le flanc gauche, sans frisson ni vomissements; dans la nuit, elle fut prise d'une forte hémorrhagie utérine; elle garda le lit pendant quelque temps, et elle se décida à entrer à l'hôpital le 20 décembre; la veille elle avait eu quelques nausées, mais sans vomissements.

A son entrée, la malade ne se plaint plus que d'une douleur dans la fosse iliaque gauche; on constate l'absence de forces, la face est pâle, la langue blanche, perte d'appétit, ni soif, ni diarrhée.

Ventre peu ballonné, est légèrement douloureux dans la fosse liaque gauche, la palpation ne fait reconnaître aucune tumeur, on ne peut arriver sur le fond de l'utérus.

Par le toucher vaginal, on constate que le col a la forme d'un entonnoir, il est déchiré; dans le cul-de-sac gauche, on trouve un point dur et douloureux donnant la sensation d'une petite tumeur.

On applique dix sangsues au niveau de la fosse iliaque gauche et la douleur disparaît. La malade garde le lit pendant le mois de janvier, en même temps qu'elle suit un régime tonique (vin de quinquina et préparations martiales). Elle allait beaucoup mieux, l'appétit était revenu, la douleur dans la fosse iliaque gauche avait complétement disparu, quand, vers la fin du mois, elle se plaignit d'une vive douleur dans le côté droit (fosse iliaque), sans frisson ni vomissements, et le 31 janvier on constate par la palpation dans la fosse iliaque droite une tumeur dure, volumineuse, de la grosseur du poing, et paraissant se prolonger dans le petit bassin. Par le toucher vaginal, on trouve seulement un peu d'empâtement dans le cul-de-sac latéral droit.

Depuis deux ou trois jours, la malade accuse de la céphalalgie le soir, pas de frissons, quelques nausées accompagnées de vomissements.

5 février. — Soir, pouls 116, douleur sourde dans le ventre sans élancements.

13 février. — Par le toucher vaginal, on constate que l'utérus est légèrement mobile, le col est déchiré beaucoup plus à droite qu'à gauche, dans le cul-de-sac latéral droit il existe une tuméfaction profonde que le doigt introduit dans le vagin et la main appliquée sur la fosse iliaque droite peuvent facilement limiter.

14 février. — Depuis deux jours la malade rend du pus en allant à la garde-robe. L'état général s'améliore, l'appétit est meilleur, mais ce qui frappe surtout, c'est une grande pâleur des téguments, avec aspect terreux de la peau.

19 février. — L'écoulement du pus par le rectum, la tumeur iliaque ont beaucoup diminué; à l'examen de cette région on constate un sillon déprimé, limité supérieurement par le bord inférieur de la tumeur et inférieurement par la crête iliaque et le ligament de Poupart. Ce sillon d'une largeur de deux travers de doigt est souple, dépressible et permet d'arriver dans la fosse iliaque et de circonscrire la tumeur inférieurement. Cette tumeur d'une forme ovalaire, a une épaisseur d'environ trois travers de doigt, elle est dure, peu douloureuse à la pression.

23 février. Par le toucher vaginal, on constate l'immobilité de l'utérus, le col seul est mobile, il peut se fléchir sur le corps, il est petit, refermé; un peu d'empâtement dans le cul-de-sac latéral droit. La malade ne perd plus de pus, l'état général s'améliore de plus en plus.

1er mars. La tumeur abdominale continue à diminuer, mais à sa limite supérieure on sent un empâtement s'étendant vers la ligne médiane et se dirigeant vers l'ombilic. Cet empâtement paraît suivre le repli formé par l'artère ombilicale droite oblitérée et l'ouraque. La peau de l'abdomen est souple, mobile et sans rougeur. Léger empâtement du cul-de-sac droit, sans dureté ni douleur au toucher. L'état général est assez bon, mais la malade est toujours très-pâle.

3 mars. La tuméfaction partant de la tumeur de la fosse iliaque continue sa marche vers l'ombilic, dont elle arrive à deux travers de doigt; elle est toujours limitée de chaque côté et suit le trajet d'une ligne partant du milieu de l'arcade crurale et gagnant l'ombilic. La peau de l'abdomen est saine, mais la pression au niveau de la tuméfaction réveille une vive douleur.

5 mars. Pas de fièvre; la tuméfaction, partant de l'arcade crurale, se présente sous la forme d'un cylindre superficiel dans la région ombilicale et s'enfonçant dans le petit bassin, au niveau de la fosse iliaque. Supérieurement, cette tumeur gagne l'ombilic formant un demi-anneau à concavité supérieure, circonscrivant l'anneau ombilical, avec induration du tissu cellulaire. Rougeur de la peau et douleur au toucher.

Il y a un jour ou deux, la malade a éprouvé, à ce niveau, quelques élancements; aujourd'hui toute douleur spontanée a disparu.

11 mars. La rougeur augmente au niveau de l'ombilic, la peau s'amincit et l'on y trouve une sensation de fluctuation très-nette. On fait, immédiatement au-dessous de l'anneau ombilical, une ponction, et il s'écoule une assez grande quantité de pus de bonne nature.

Le soir, la malade est toujours sans fièvre, l'écoulement de pus par l'ouverture sous-ombilicale se fait bien.

19 mars. L'ouverture ombilicale se refermant, on l'agrandit avec le bistouri. L'état général s'améliore d'une manière très-marquée; la malade est beaucoup moins pâle et la peau moins terreuse.

20 mars. On dilate l'ouverture avec une tige de laminaire.

22 mars. Écoulement purulent continu, mais le ventre devient plus souple.

28 mars. État général très-bon, la malade mange ses quatre portions avec appétit. Le ventre est souple dans toute la portion sous-ombilicale et dans la fosse iliaque. La tuméfaction ne s'étend plus qu'à quatre travers de doigt au-dessus du pubis. L'ouverture péri-ombilicale présente des lèvres rosées, l'écoulement, peu diminué, ne se compose plus guère que de sérosité jaunâtre.

1er avril. État général excellent, la malade se lève plusieurs heures par jour; l'ouverture ombilicale se cicatrise. L'utérus est toujours fixe, les culs-de-sac sont souples excepté à droite, où l'on sent une légère tumeur de la grosseur d'une noisette, légèrement douloureuse.

14 avril. Par le toucher vaginal, on constate que l'utérus reprend sa mobilité, le col est petit, légèrement entr'ouvert; l'utérus remonte derrière le pubis, et l'on peut le sentir entre le doigt introduit dans le vagin et la main déprimant la paroi abdominale. Au spéculum, le col entr'ouvert, saillant est profondément déchiré, surtout à droite, où la solution de continuité s'étend jusqu'au fond du cul-de-sac. La plaie ombilicale est complètement cicatrisée.

21 avril. La malade a repris presque son embonpoint ordinaire, le ventre est souple, on ne trouve plus de trace de tumeur. Au toucher, le col est petit, l'utérus en antéversion, les culs-de-sac sont souples, sans trace de tuméfaction. La malade part au Vésinet au commencement de mai.

Or, nous avons vu dans notre résumé anatomique que les lymphatiques qui partent du col traversent surtout la profondeur du ligament large et que là ils rencontrent un certain nombre de ganglions, chaîne reliant l'utérus aux parois pelviennes.

Cette coïncidence entre la lésion du col et la lésion du même côté du tissu cellulaire s'explique tout naturellement par une lymphangite partie de cette plaie.

Ce fait avait du reste déjà frappé un observateur distingué. Nous avons vu que M. Noël Gueneau de Mussy (1), dans son mémoire, attribue la grande fréquence des phlegmons, suites de couches du côté gauche, à ce que c'est surtout de ce côté qu'a lieu la déchirure du col dans l'acte de l'accouchement. Cette prédominance a été niée par M. Hervieux, et, en effet, les phlegmons peuvent siéger des deux côtés; mais il n'en est pas moins vrai que la fréquence de la déchirure du col du côté malade avait déjà

(1) M. Gueneau de Mussy, *loc. cit.*

été remarquée par certains observateurs, M. Gueneau de Mussy ajoute : « Quand l'inflammation (cicatricielle) « dépasse ses limites habituelles, une phlébite ou une « lymphangite suppuratives peuvent intervenir, comme « le pense Trousseau, et être la condition pathogénique « de travail phlegmoneux ; mais les phlegmons veineux « et lymphatiques n'ont-ils pas leur origine dans la lésion « du col, comme certaines lymphangites, aboutissant à « des abcès mammaires, naissent d'une gerçure du ma- « melon? »

La comparaison est très-juste, mais pourquoi M. Guéneau de Mussy, dans le deuxième terme de sa comparaison, ne dit-il pas *phlébite* et *lymphangite*, au lieu de dire *lymphangite seule?* C'est que dans cette région, comme du reste dans toutes les autres parties de l'organisme, il ne viendrait pas à l'esprit du médecin de songer à une phlébite comme cause d'abcès à la suite d'une ulcération ou d'une plaie. Pourquoi n'en serait-il pas de même pour les plaies du col de l'utérus?

On nous objectera que dans un grand nombre de cas de phlegmon du ligament large on ne trouve aucune lésion du col. Nous répondrons en citant une phrase de Cruveilhier (1) : « Cette observation prouve que le travail « de l'accouchement peut être accompagné de déchirure « du col, que *l'intégrité de l'orifice vaginal n'est pas une « preuve de l'intégrité de la portion du col qui est au- « dessus.* » Nous pouvons encore invoquer les contusions, les ulcérations du col, et enfin nous avons fait voir que si le système lymphatique du col était distinct de celui du corps, il s'anastomosait pourtant si largement avec lui

(1) Cruveilhier, *loco citato*, liv. XI.

qu'il n'y a rien d'impossible à ce que l'inflammation de l'un retentisse sur l'autre.

L'observation suivante, tirée de cliniques de Trousseau, va encore confirmer l'influence d'une lésion du col.

Obs. VII. — Phlegmon du ligament large gauche à la suite de cautérisation du col utérin avec le fer rouge (Observation tirée de la clinique de Trousseau sur les abcès péri-hystériques, clinique médicale de l'Hôtel-Dieu, t. III, p. 739).

Une jeune femme de 27 ans entrait dans notre salle Saint-Bernard. Elle était habituellement bien réglée, mais elle avait toujours de la leucorrhée, des douleurs de reins et de bas-ventre. Le toucher permet de constater que le col de l'uterus était gonflé, entr'ouvert et profondément excorié. Je résolus de cautériser avec le fer rouge. C'est ordinairement à ce moyen que j'ai recours quand les lésions du col ne sont pas superficielles, et, depuis plus de 15 ans que j'ai adopté cette pratique, je n'ai jamais vu d'accidents en être la conséquence. Je ne devais pas être aussi heureux dans le cas présent. Je touchai donc le col avec le fer rouge ; les choses se passèrent à merveille, l'eschare se détacha au bout de quelques jours, les règles survinrent. Sur ces entrefaites et quatre jours après leur cessation, je fis une seconde cautérisation, espérant ne plus y revenir. Cinq ou six jours plus tard, il survint un peu de douleur dans la fosse iliaque gauche, et l'on sentit par la palpation un peu d'empâtement profond. A quelques jours de là la douleur augmenta, et il survint une névralgie du nerf crural avec rétraction de la cuisse sur le bassin. Le gonflement devenait plus évident, les douleurs de la cuisse s'aggravèrent et il fut impossible à la malade d'étendre le membre. Si l'on essayait l'extension, on déterminait des douleurs très-vives qui retentissaient dans la profondeur du bassin. Cependant une fièvre intense s'était allumée, et il était évident que nous avions affaire à un phlegmon profond de la gaîne des psoas et de l'iliaque. Bientôt l'empâtement devint sensible au-dessous du ligament de Fallope et le pus fusa jusqu'au petit trochanter. La pauvre femme mourut épuisée par la fièvre, la diarrhée, à peu près cinq semaines après la cautérisation.

A l'autopsie, on trouva un abcès du ligament large gauche, un peu de péritonite et une collection purulente, qui avait disséqué le psoas et l'iliaque, et qui s'étendait depuis la région lombaire jusqu'au petit trochanter.

Dans cette observation, que Trousseau rapporte à tort, croyons-nous, à une phlébite et où, du reste, il ne signale aucune lésion des veines, il est évident que l'inflammation des ligaments larges fut consécutive à la lésion du col de l'utérus. On sait combien il est fréquent de voir des traînées de lymphangites à la suite de la cautérisation de la peau, aussi n'hésiterons-nous pas à rattacher ce fait à une lymphadénite pelvienne.

CHAPITRE VI.

ANATOMIE PATHOLOGIQUE.

Dans ce chapitre nous démontrerons que toutes les fois qu'à l'autopsie d'une femme, on a trouvé un phlegmon du ligament large, il existait en même temps du pus dans les lymphatiques, que souvent les ganglions étaient pris, et que la plupart des cas cités par les auteurs, comme des exemples de phlegmon avec phlébite, étaient dus ou à des erreurs d'interprétation, ou bien, quand il y a véritablement phlébite, à une lymphangite coexistante.

Les exemples que nous citerons seront tous ou presque tous tirés de l'autopsie de femmes en couche, emportées par des accidents puerpéraux graves. Il est rare, en effet, de voir la mort survenir par le fait seul d'un phlegmon du ligament large, ou si elle survient, les lésions sont tellement étendues, durent depuis si longtemps, qu'il est impossible, même par une dissection attentive, de trouver la lymphangite primitive.

Mais nous croyons utile, auparavant, de rappeler en quelques mots comment on peut arriver à distinguer l'inflammation des lymphatiques d'avec celle des veines dans le tissu utérin lui-même. En dehors de l'utérus tous les auteurs en font généralement assez facilement la distinction.

Nous nous appuierons surtout sur le travail de M. Lucas-

Championnière. Les principaux caractères de la lymphangite sont :

Position superficielle des vaisseaux blancs, surtout nombreux au niveau de l'utérus, au point où commence le ligament large et vers le fond. A l'union du col et du corps ils se réunissent pour former un tronc plus volumineux qui entoure la base du col, les veines sont surtout profondément situées dans le tissu utérin, restent béantes à sa coupe ; on rencontre des valvules dans les lymphatiques.

Le pus de la lymphangite est épais, blanc, crémeux, celui de la phlébite rougeâtre, sanieux, mêlé à des caillots plus ou moins bien formés et adhérents. La cavité du vaisseau reste blanchâtre et nacrée après l'écoulement du pus dans la lymphangite, tandis que la membrane interne des veines enflammées est plus ou moins rougeâtre.

Le vaisseau lymphatique renfermant du pus présente une augmentation de volume suivie de rétrécissement formant de véritables ampoules.

Comme exemple de lymphadénite consécutive à une plaie du col et suivies d'inflammation du tissu cellulaire ambiant, nous citerons l'observation suivante :

Obs. VIII. — Lymphangite et péritonite puerpérales. Infiltration phlegmoneuse du tissu cellulaire du ligament large du côté droit. Lymphatiques suppurés au milieu de la tumeur (Observation personnelle recueillie dans le service de M. le Dr Siredey).

Le 26 mars 1876, entrait pour accoucher, salle Sainte-Anne, hôpital Lariboisière, la nommée Adeline B... Cette femme, âgée de vingt-cinq ans, sans autres antécédents morbides que de fréquentes migraines, avait déjà eu deux enfants ; grossesses et accouchements normaux.

Après 13 heures de travail, elle mit au monde une fille pesant 2800 gr. (présentation du sommet) ; complètement délivrée, elle eut quelque temps après une hémorrhagie assez abondante qui céda après l'ingestion de 1 gr. 50 de seigle ergoté en deux doses.

Trois jours après son accouchement (29 mars), sans cause connue, elle fut prise de céphalalgie s'accompagnant de nausées et de vomissements, sans frisson, sans douleur dans le ventre ; pourtant la pression réveillait une légère douleur au niveau de la corne gauche de l'utérus. Écoulement lochial normal. Les seins sont gorgés de lait très-épais.

30 *mars*. Temp. vaginale 39°8. La douleur de ventre a beaucoup augmenté ; la langue rouge à la pointe, pas d'appétit, soif vive, vomissements, sueurs abondantes, pas de frisson, pas d'albumine dans l'urine, la température vaginale atteint le soir 40°, pas de frisson. Le ventre un peu tendu, mais sans ballonnement bien marqué, est surtout très-douloureux dans la fosse iliaque gauche. La palpation n'y fait point constater la présence de tuméfaction. On continue l'administration de la potion de Tood ventouses sur le ventre ; 1 gr. de sulfate de quinine.

La malade descend dans la salle Sainte-Geneviève, lit n° 16, le 31 mars.

Pas de frisson, mais l'état général est mauvais, le facies est altéré, les yeux sont excavés, les lochies cessent de couler. La sécrétion lactée diminue considérablement. Temp. 39°9. Le ventre est légèrement ballonné. Diarrhée abondante.

1er avril et jours suivants. L'état général s'aggrave sans que les phénomènes du côté du ventre présentent des caractères bien marqués, et la malade succombe le 5 avril.

Autopsie. — A l'ouverture de l'abdomen, on constate tous les signes de péritonite, écoulement d'un liquide verdâtre contenant des fausses membranes, les anses intestinales sont adhérentes entre elles. Dans le petit bassin, ce liquide est remplacé par du pus crémeux.

L'utérus est volumineux, et son fond dépasse le détroit supérieur, il est immobilisé par les adhérences que les annexes ont contractées avec les parois pelviennes.

Les ganglions lombaires examinés paraissent normaux, mais à droite sur le trajet des vaisseaux utéro-ovariens, on remarque trois gros lymphatiques, contournés, jaunâtres, qui n'ont pu être suivis au-dessus des piliers de diaphragme mais qu'il est facile de suivre inférieurement jusqu'au moment où ils s'enfoncent dans une masse épaisse qu'on remarque dans le ligament large droit entre l'ovaire et la trompe, mais au-dessus de ces deux organes; on ne trouve rien de semblable sur les vaisseaux utéro-ovariens du côté gauche.

La masse compacte qu'on trouve à droite dans le ligament large est formée par un tissu épais, lardacé, dans lequel on trouve, surtout près des bords de l'utérus, quelques points purulents.

L'utérus ayant été détaché avec tous ses annexes, on pratique des sections sur ses faces externes près de l'insertion de la trompe droite, on y trouve de nombreux lymphatiques contenant un pus crémeux très-blanc et sans trace de sang. Ces lymphatiques situés superficiellement se montraient facilement à l'œil avant la coupe sous la forme de traînée jaunâtre tranchant sur la teinte de l'utérus. Les sinus utérins à ce niveau ne contiennent pas de sang ou de pus. A gauche l'examen est négatif.

Le col de l'utérus est ramolli, peu apparent, il présente des traces de nombreuses déchirures.

L'utérus ouvert on trouve dans le fond, au niveau de la trompe droite, deux masses noirâtres, très-adhérentes au tissu utérin.

Les plèvres, surtout celles du côté gauche, contiennent un liquide roussâtre tenant en suspension des flocons purulents.

Les poumons sont sains, il en est de même du foie. Les reins et le cerveau n'ont pas été examinés.

Cette observation peut être considérée comme le type de la lymphadénite avec inflammation du tissu cellulaire ambiant, nous y trouvons la déchirure du col, les ganglions, le tissu cellulaire pris, mais il n'en est pas de même de toutes les observations que nous avons rencontrées dans la science; le livre de M. Hervieux (1) en contient un certain nombre suivies d'autopsies, où toujours on a constaté du pus dans les veines. Nous ferons remarquer tout d'abord qu'il nous paraît difficile d'admettre que sur les dix autopsies que publie cet auteur il n'ait

(1) Hervieux, *loc. cit.*

jamais rencontré de lymphangites, bien que dans un certain nombre de cas les malades aient succombé avec de la péritonite. Or Cruveilhier, MM. Siredey, Fioupe, ont démontré combien était fréquente l'existence de lymphangite avec la péritonite.

Aussi, en présence de ce fait, nous sommes-nous demandé s'il ne fallait pas en accuser la méthode employée par le savant médecin de la Maternité. Son livre date du reste de 1870, et c'est à peine si le travail de M. Lucas Championnière avait eu le temps de se répandre. En examinant, en effet, avec soin les observations qu'il publie, nous avons cru en trouver un certain nombre qui se rapportaient évidemment à des lymphangites. Étudions d'abord l'observation LXIV.

Obs. IX. — Infiltration purulente des ligaments larges. Péritonite. Mort. Autopsie (Traité clinique et pratique des maladies puerpérales, E. Hervieux, obs. LXIV, p. 530).

Sur une femme qui avait présenté, immédiatement après l'accouchement, des symptômes d'albuminurie, et qui, prise ultérieurement de péritonite générale d'emblée, succomba promptement dans un état typhoïde très-prononcé, nous avons constaté les lésions suivantes :

A l'ouverture du ventre, issue d'une quantité considérable de sérosité d'abord louche, puis plus trouble, puis mêlée de pus et de flocons jaunâtres purulents. Ces flocons, accumulés surtout dans la partie la plus déclive du petit bassin, sont disséminés, en outre, sur les visères pelviens, dans les flancs et sur les circonvolutions intestinales ; on en trouve même à la surface convexe du foie et de la rate, les anses intestinales sont déjà unies par des adhérences, mais très-faibles ; on détache aisément le foie et la rate de la face inférieure du diaphragme, à laquelle ces deux organes avaient commencé à adhérer.

L'utérus très-volumineux, aplati dans le sens antéro-postérieur, mesure 17 sur 15, ses parois n'ont pas moins de 2 centimètres d'épaisseur, les lèvres du col ont une couleur violet noirâtre, l'antérieure comme boursouflée et beaucoup plus volumineuse que la postérieure; toutes les deux, de consistance assez ferme, sont ecchymosées à la coupe et sans traces de pus. La surface interne de la cavité utérine est baignée par un liquide onctueux, violet noirâtre, d'une odeur aigre, mais peu fétide. Les cotylédons placentaires, encore très-accusés et d'une teinte violacée ne présentent pas, même à la coupe, d'altération notable. Le tissu utérin, sectionné sur une foule de points, est ferme, nacré, crie sous le scalpel. *Mais sur ses parties latérales, au voisinage de l'insertion des ligaments larges, on trouve des vacuoles remplies de pus, vacuoles qui ne sont autre chose que des sinus utérins* ou des veines en communication avec ces derniers. En poursuivant la dissection jusque dans l'épaisseur des ligaments larges, on trouve des deux côtés des espèces de traînées purulentes, fort irrégulières, infiltrant le tissu connectif qui sépare les deux feuillets du repli péritonéal, mais ne paraissant appartenir à aucun vaisseau soit lymphatique soit veineux. Dans certains points, ces traînées purulentes offrent çà et là des solutions de continuité ; le pus est comme disséminé, mais il n'est pas impossible que l'infiltration partant du flanc de l'utérus, comme d'un centre, se soit propagée dans le ligament large de chaque côté, par une sorte de rayonnement. Chose remarquable, il n'y a pas d'hypertrophie notable du tissu cellulaire interposé aux feuillets des ailerons.

Les trompes ont leur volume normal et contiennent un mucus épais, lactescent ; ovaires sains, les veines ovariques, non plus que les autres veines du bassin, ne sont malades; la vessie est rétractée, ses parois épaissies, les colonnes charnues très-accusées, la muqueuse parcourue en quelques points par des arborisations vasculaires très-fines.

Les reins sont volumineux, leur tunique propre se détache avec facilité, la surface externe, remarquable par sa coloration d'un gris pâle, est parsémée d'un pointillé violacé ; la section du rein montre que la substance corticale participe tout entière à cette altération gris pâle, et cela jusque dans les intervalles que laissent entre eux les cônes de la substance tubuleuse. Celle-ci est violacée, mais d'un violet beaucoup moins foncé que dans l'état normal. Examinés au microscope, les canalicules urinifères ont paru dilatés et en voie de dégénérescence graisseuse.

Foie gras, bile jaune claire, rate lie de vin, très-ferme à la coupe, poumons hyperémiés sur leurs bords et à leur face inférieure, les parties congestionnées renferment des noyaux de couleur violet noirâtre et du volume d'une noix médiocrement densifiée et laissant suinter à la coupe un sang noir et spumeux. Cœur arrondi, globuleux, plus petit qu'à l'état normal. Cet état, qu'on pourrait attribuer à une hypertrophie, n'est que l'effet d'une sorte de contracture produite par le froid; car si l'on cherche à distendre avec les doigts les parois ventriculaires, on s'aperçoit qu'elles se laissent écarter facilement, que la cavité qui paraissait effacée se reforme, et que l'organe reprend sa forme, ses dimensions et son épaisseur normales. Un peu de sérosité dans le péricarde.

Dans cette observation, prise textuellement dans l'ouvrage de M. Hervieux, nous avons souligné le passage suivant : « Mais sur ses parties latérales, au voisinage de l'insertion des ligaments larges, on trouve quelques vacuoles remplies de pus. » Vacuoles, ajoute-t-il, qui ne sont autre chose que des sinus utérins. Nous croyons que M. Hervieux se trompe et que ce qu'il prend pour des sinus utérins ne sont autre chose que des lymphatiques utérins pleins de pus. Le siége, la forme, tout se rapporte à la description que nous avons donnée plus haut de la lymphangite utérine; quant à ses traînées purulentes, irrégulières, que l'on rencontre dans le tissu cellulaire, elles font penser à ces traînées irrégulières, brillantes que l'on obtient quand on fait l'injection au mercure des lymphatiques d'une région. Ce ne sont certainement pas des veines; aussi nous revendiquons cette observation comme favorable à la thèse que nous soutenons.

Examinons maintenant l'observation LXI.

Obs. X. — Phlébite purulente du col utérin. Inflammation hypertrophique et suppurative des ligaments larges. État typhoïde. Mort. Autopsie (Traité clinique des maladies puerpérales, Hervieux, observ. LXI).

Fille Sagnes, vingt-quatre ans, primipare, domestique, bonne constitution, pas de maladies graves antérieures, grossesse heureuse, entrée le 27 octobre 1861 à la Maternité, accouche le 31 d'une fille vivante et à terme, pesant 3.350 grammes. Durée du travail vingt-quatre heures, délivrance naturelle, aucun accident jusqu'au 6 novembre. Dans la nuit du 6 au 7, frisson d'une heure avec tremblement des membres et claquement de dents. La nuit suivante, nouveau frisson de trois quarts d'heure, aussi violent que le premier.

9 novembre. Chaleur modérée à la peau, pouls à 100, soif vive, langue blanche, quelques nausées, pas de sensibilité du ventre qui est naturellement développé, insomnie, eschares vulvaires; ipéca, tilleul, julep aconit, injections et pansement à l'eau chlorurée.

Troisième frisson dans la nuit du 9 au 10.

11. Pouls dur, rénitent à 110; peau humide, médiocrement chaude, pâleur de la face, langue blanche, soif, ni nausées, ni vomissements, diarrhée, absence totale de douleurs abdominales, même à une pression énergique, sommeil assez bon. Meilleur aspect des eschares vulvaires.

12. Frisson au moment de la visite, la malade s'enfonce sous ses couvertures, pouls petit, concentré, à 116, chaleur à la peau du tronc et refroidissement des extrémités, quelques vomissements bilieux pendant la nuit, diarrhée.

13. Teinte jaunâtre de la peau, animation des pommettes, chaleur intense à la peau, pouls à 120, soif vive, langue blanche, un peu sèche, légère sensibilité de la région hypogastrique, anhélation sans toux ni expectoration, agitation, la malade se retourne sans cesse dans son lit, insomnie, évacuations diarrhéiques involontaires, eschares de la vulve en bonne voie. Ventouses scarifiées sur la région hypogastrique, cataplasmes, tilleul, julep aconit, bouillons, potages,

14. Teinte subictérique de la peau, face congestionnée, langue sèche, soif intense et continuelle, selles diarrhéiques involontaires, ventre peu sensible à la pression, sans développement anormal, peau modérément chaude, pouls à 112, agitation et délire toute la

nuit, la malade a voulu se lever et s'habiller, plaque érythémateuse au niveau de l'articulation métacarpo-phalangienne du médius droit, douleurs dans la région crurale, abattement, respiration plaintive.

15. Peau brûlante, pouls à 140, ictère, aspect typhoïde de la face, prostration, stupeur, surdité, air d'abrutissement. La malade ne répond aux questions que quand on l'interpelle à voix très-haute, les membres soulevés et abandonnés à eux-mêmes retombent lourdement sur le lit. Contractures des pupilles, fuliginosités de la langue et des dents, pulvérulence des narines, marmotte quelques mots inintelligibles, diarrhée.

16. Embarras de la parole, état semi-comateux, agravation croissante de tous les autres symptômes généraux.

17. Mort.

Péritoine intact, pas d'injection, pas d'épanchement, ni pus, ni fausses membranes, ni adhérence.

Utérus presque entièrement rétracté, mesure 8 sur 7 extérieurement, il présente une teinte violacée dans sa partie latérale gauche, et une coupe pratiquée sur ce point fait reconnaître que cette coloration correspond à l'empreinte placentaire; des sections multipliées prouvent que l'organe est exempt de toute altération, *le col seul est malade. En l'incisant sur son angle droit on tombe sur une cavité du diamètre d'une noisette, et remplie de pus, autant sur l'angle gauche.* Le reste du tissu cervical est noirâtre, ecchymosé manifestement ramolli; quelques points purulents siégeant dans l'épaisseur de la lèvre postérieure ne laissent pas de doute sur l'origine phlébitique de ces abcès.

La lésion la plus remarquable est celle que présentent les deux ligaments larges au niveau de leur insertion sur la voûte du vagin, dans ce point leurs replis sont écartés par une abondante quantité de tissu cellulaire hypertrophié, induré, offrant une épaisseur d'un centimètre et demi environ, et infiltré de pus jaunâtre dont la couleur tranche sur le fond violacé de l'induration. Cette hypertrophie est en rapport avec une altération analogue des vaisseaux qui, des parties latérales de l'utérus, aboutissent les uns à la veine hypogastrique, les autres au plexus pampiriforme ou à l'ovaire, or au voisinage de l'utérus, ces vaisseaux sont épaissis, enflammés, plein s de pus et quelques-uns tapissés à leur intérieur par des fausses membranes plus ou moins adhérentes. Il est impossible de nier la relation de causalité entre ces phlébites et l'infiltration purulente et plastique des ligaments larges, car à mesure qu'on s'éloigne des points où les veines sont le plus malades, les feuillets du ligament large sont aussi moins hypertrophiés, moins épais, moins infiltrés de pus.

C'est surtout la partie inférieure du ligament large, qui présente le plus haut degré d'épaississement et d'infiltration purulente. Le liquide qui y est déposé se présente sous la forme de traînées jaunâtres, louches, au milieu desquelles on rencontre çà et là une matière puriforme, concrète. Ovaires et trompes exempts de toute lésion.

Reins un peu anémiés, foie jaunâtre, ictérique, rate saine, cœur et poumons parfaitement sains, cerveau non examiné.

Ici nous trouvons certainement une phlébite des veines utéro-ovariennes, mais quant aux abcès trouvés au niveau du col de l'utérus, nous croyons y trouver les signes de la lymphangite, et nous expliquerons ainsi l'inflammation du ligament large; rien ne nous prouve, du reste, que dans cette observation la phlébite ne soit pas consécutive au phlegmon du ligament large; et cette dernière explication pourrait aussi bien justifier les explications de M. Hervieux que celle qu'il suppose.

Dans l'observation LXIII dont nous ne rapporterons que les titres :

Obs. LXIII. — *Phlébite utérine. — Abcès du ligament du côté gauche et phlébite des veines qui rampent dans ce ligament. — Péritonite. — Mort. — Autopsie.*

Nous lisons : « Une section pratiquée sur le bord externe droit de l'utérus, au niveau de l'insertion du ligament large ouvre plusieurs petites veines remplies d'un pus crémeux et quelques sinus utérins dilatés également pleins de liquide. » Du reste le ligament du même côté a son tissu cellulaire considérablement hypertrophié.

La situation de ces petites veines, l'état du pus crémeux, nous paraissent devoir se rapporter plutôt à la lymphangite qu'à la phlébite.

D'après l'analyse que nous venons de donner de ces trois observations, nous croyons que M. Hervieux a été trompé par les apparences et qu'il a pris pour des veines enflammées ce qui n'était que des lymphatiques; du reste à l'époque où le savant médecin de la Maternité a publié son ouvrage, la thèse de M. Lucas Championnière n'avait pas encore appelé l'attention des médecins sur la différence entre les lymphangites et les phlébites. Aussi nous expliquons-nous très-bien l'erreur de M. Hervieux, erreur qui du reste lui était commune avec presque tous les médecins de son temps.

En effet nous trouvons dans la thèse de M. Thierry (1), cité du reste par M. Hervieux, une série d'observations d'infiltration purulente du ligament large attribuées à des phlébites.

Nous nous contenterons de donner une analyse très-courte de ces observations qui, faites du reste avec beaucoup de soin, nous démontrent une fois de plus avec quelle facilité on prenait à cette époque les lymphatiques pour des veines.

« Obs. I. — A la partie inférieure du ligament large, le long des vaisseaux, on trouve une infiltration purulente du tissu cellulaire, surtout accusée près des bords de l'utérus. *Elle se présente sous la forme de traînées jaunâtres, louches*, au milieu desquelles on rencontre çà et là du pus concret entre les mailles du tissu cellulaire. » On trouvait de plus une éraillure du col. Quant aux veines, il n'en est fait aucune mention dans l'observation.

(1) Thierry (Émile), *Des maladies puerpérales observées à l'hôpital Saint-Louis*. 1867.

« Obs. II. — Sur les côtés de l'utérus, à la partie inférieure près du col, existe des deux côtés une infiltration purulente des ligaments larges, sous forme de plaques assez étendues, irrégulières, mal circonscrites, contenant un liquide jaunâtre trouble ; le tissu cellulaire qui contient ce liquide est d'un jaune verdâtre ; pas de trace de pus collectionné...... Au voisinage du col, on trouve dans les sinus une matière épaisse jaunâtre purulente existant des deux côtés, mais plus abondante à gauche. *La membrane interne des veines* est *dans la partie correspondante lisse d'un clair mat sans imbibition, sans altération spéciale.* »

« Obs. III. — On trouve à la face postérieure de l'utérus, près du ligament de l'ovaire droit, entre le péritoine et le tissu utérin, une infiltration jaunâtre purulente du tissu cellulaire, avec de petits abcès non enkystés contenus dans les mailles de ce tissu, sans traces d'inflammation autour. La même infiltration purulente existe dans l'épaisseur des ligaments larges, soit près des trompes, soit à la partie inférieure, le long des veines utéro-ovariennes, près des bords de l'utérus. »

Dans cette observation, il paraît y avoir eu de la phlébite des sinus, mais il y avait aussi de la lymphangite, en effet on y lit ce qui suit :

« A l'union du col et du corps existent de chaque côté « des dépôts de pus concret dans plusieurs petites vei- « nes », le col était déchiré.

Obs. IV. — Le tissu cellulaire des ligaments larges présente une infiltration purulente sous forme de traînées jaunâtres, denses, parallèles aux vaisseaux, plus marquée près des bords de l'utérus.

« Au niveau de l'insertion placentaire on trouve les

sinus oblitérés par des caillots fibrineux adhérents; *au niveau de l'insertion des trompes plusieurs veines contiennent une matière d'un blanc jaunâtre, infiltrée de pus.*

Au *voisinage du corps et du col* plusieurs veines utérines encore dans *l'épaisseur de l'organe renferment du pus épais concret.*

« Obs. V. — Dans le tissu cellulaire des ligaments larges, des deux côtés, mais surtout du côté droit, on trouve près de l'utérus une infiltration séro-purulente; le tissu infiltré a une coloration d'un jaune verdâtre.

« Au voisinage *du col le long des bords utérins plusieurs « veines contiennent du pus épais, concret, la membrane « interne des veines est saine.* »

« Obs. VI. — Dans les ligaments larges on trouve, de chaque côté, le tissu cellulaire infiltré de pus verdâtre; à la partie inférieure, près de l'utérus, le pus n'est pas moins collectionné; près des trompes, au contraire, on trouve de petits abcès au milieu des mailles du tissu cellulaire.

« *Au voisinage de l'insertion des trompes on trouve de « petits abcès du volume d'une grosse tête d'épingle*, le pus « est épais sous forme de flocons qui s'enlèvent avec le « scalpel. Le sinus est un peu dilaté en ce point. *La mem- « brane interne est normale.* »

Obs. VIII. — Infiltration purulente diffuse du tissu cellulaire, à divers degrés de développement; ici, elle est sous forme d'une plaque jaune verdâtre, irrégulière, non limitée, contenant un liquide louche; le pus est infiltré; là il est collectionné; on voit de petits abcès déposer au milieu du réseau cellulaire. L'infiltration est étendue, entoure les veines utérines à leur sortie de l'organe.

Pas de pus dans les sinus utérins au niveau des insertions du placenta.

« Le *long des bords, partie supérieure*, on trouve à droite « et à gauche de nombreux sinus avec les altérations « suivantes : *dilatations ampullaires* de la cavité sans « trace de valvules, quelques-unes sont assez longues, « elles sont remplies par des dépôts purulents, le *pus est* « *épais, jaunâtre*, non étalé en membrane, on voit ce- « pendant quelques flocons purulents qui parcourent « plusieurs canaux non dilatés. *La membrane interne* « correspondante est *normale*.

Obs. XI. — On trouve dans le ligament large droit, une infiltration jaunâtre purulente, peu étendue dans le tissu cellulaire.

« Nous n'avons trouvé de pus en aucuns points des « sinus ; à la face postérieure de l'utérus, près du liga- « ment de l'ovaire droit, existe sous la séreuse une *col-* « *lection purulente remplissant une petite cavité formée* « *aux dépens du tissu utérin*, mais ne communiquant pas « avec les vaisseaux. »

On trouve dans le ligament large droit, près de l'utérus, une infiltration jaunâtre purulente, peu étendue sous le tissu cellulaire.

« *Les ganglions lombaires sont volumineux, injectés*, « *ils reçoivent des vaisseaux lymphatiques que l'on peut* « *suivre jusqu'au bord de l'utérus.* »

« Obs. XVI. — Infiltrations purulentes des ligaments larges.

L'autopsie est très-incomplète et ne contient aucun détail.

Nous croyons n'avoir pas besoin d'insister pour faire voir que ces vaisseaux, que M. Thierry et M. Hervieux après lui ont pris pour des veines, n'étaient que des lymphatiques, et tous ces phlegmons nous paraissent être des types de lymphadénites pelviennes.

Nous citerons encore l'observation suivante empruntée à M. Bernutz.

Obs. XI. — Phlegmatia alba dolens double, abcès de la fosse iliaque profonde, gauche, sous-aponévrotique, ayant fusé par l'échancrure sciatique à la région lombo-sacrée. Phlébite suppurée du sinus circulaire du col utérin (Observ. VII du mémoire de Bernutz sur le phlegmon des ligaments larges. In. Arch. de tocologie, p. 277). Résumé.

Le 13 avril 1859, entra dans mon service à l'hôpital de la Pitié M.... Louise, âgée de vingt et un ans, d'une constitution délicate, sortie depuis quelques jours de la Maternité, où elle est accouchée à terme, le 3 avril, d'un enfant qui n'a pas vécu. Elle a si peu souffert après son accouchement qu'elle est sortie le quatrième jour, et qu'elle s'est mise à aller et venir dans Paris.

Le 10 avril, elle a été prise de douleurs vives dans le membre inférieur gauche, et depuis le 12 de douleurs analogues du côté droit.

A son entrée à l'hôpital, la malade, qui est en proie à un mouvement fébrile très-marqué, se plaint d'éprouver dans la fosse iliaque gauche une douleur profonde, s'irradiant dans les deux membres inférieurs; cependant la paroi abdominale, assez souple, se laisse déprimer facilement, et une pression modérée n'exaspère pas sensiblement la douleur, qui augmente, au contraire, beaucoup par les mouvements des membres inférieurs. On trouve à la partie interne de chacune des cuisses un cordon induré qui suit exactement de chaque côté la direction de la veine crurale. Œdème très-notable des deux membres inférieurs.

« L'utérus, imparfaitement revenu sur lui-même, se sent derrière « le pubis; le col déchiré, mou, est resté volumineux et donne « issue à un écoulement peu abondant, légèrement sanguinolent. « Les culs-de-sac du vagin, *complètement libres*, *ne sont le siége* « *d'aucune tumeur*. »

Après une amélioration passagère, on voit survenir des frissons irréguliers, s'accompagnant de sueurs profuses. Il survient de l'empâtement et de la douleur dans la région sacrée, la peau s'enlève, et il s'écoule une grande quantité de pus. On agrandit l'ouverture, qui donne issue à plus d'un litre de pus blanchâtre assez mal lié. La malade succombe le 14 mai.

Autopsie le 16 mai.

Congestion hypostatique des poumons à leur partie postérieure. Cœur sain.

A l'ouverture de la cavité abdominale, on trouve le *péritoine sain*, ainsi que les intestins et les organes abdominaux proprement dits. La fosse iliaque gauche présente une tuméfaction et une fluctuation résultant d'une énorme quantité de pus blanchâtre, bien lié, dont le foyer sous-jacent à l'aponévrose iliaque, se continue jusqu'au petit trochanter, mis à nu. Dans la fosse iliaque le pus est infiltré dans les fibres du muscle iliaque, déchiquetées, noirâtres, réduites en une sorte de putrilage; le foyer est limité par la saillie qui limite le détroit supérieur. excepté dans un point ou le doigt pénètre dans un pertuis assez direct et arrive jusqu'à l'échancrure sciatique, par laquelle le pus a fusé et est venu, en passant entre le nerf et le rebord osseux, former un immense foyer, dont l'examen exige qu'on retourne le cadavre.

Les parois du foyer postérieur sont formées : d'une part, par les muscles fessiers, dont les fibres sont disséquées, noirâtres et au travers desquelles le pus est venu se collecter sous la peau, d'autre part, par le sacrum dénudé et les aponévroses.

Les ligaments larges sont absolument sains, ainsi que les ovaires et les trompes. L'utérus, en antéflexion légère, est revenu sur lui-même et a presque son volume normal, sa cavité contient une sanie purulente rougeâtre, « *le sinus circulaire du col est*, dans « tout son pourtour, *rempli de pus*, tandis que les autres sinus n'en « contiennent pas. »

Les veines crurales sont oblitérées par un caillot non adhérent qui remonte à gauche, jusqu'au niveau de la moitié droite de l'iliaque externe, et à droite jusqu'à l'embouchure de l'iliaque primitive dans la veine cave. Les caillots paraissent remplir tout le calibre de la veine, sont formés par une substance blanche, fibrineuse, compacte, facile à déchirer, qui présente à la coupe de petites vacuoles, contenant une matière blanchâtre, molle, d'apparence purulente, évidemment constituée par du sang en régression.

Cette observation est très-intéressante pour nous, car elle nous fournit l'exemple d'une lymphadénite péri-utérine siégeant dans la fosse iliaque sans inflammation du tissu cellulaire du ligament large.

Matthews Duncan, cité par M. Lucas Championnière (1), reconnaît pour cause des phlegmons du ligament large, des phlegmons iliaques et même de *certains abcès au devant des reins*, la lésion utérine.

Dans l'observation de M. Bernutz nous avons souligné le passage où il parle de la lésion rencontrée sur le col ; qui ne reconnaîtrait dans ce sinus circulaire du col, le vaisseau circulaire décrit par M. Lucas Championnière ?

En résumé, nous voyons que dans toutes les observations que nous avons analysées, toujours la lymphangite coïncide avec l'inflammation du tissu cellulaire; nous avons démontré que les partisans de la phlébite n'avaient publié que des cas de lymphangite; aussi croyons-nous légitime de conclure de ces considérations que c'est à la lymphangite péri-utérine qu'il faut attribuer les lésions du tissu cellulaire pelvien, dans tous les cas décrits par les auteurs sous le nom de phlegmon du ligament large.

(1) Lucas Championnière, *Archives de Tocologie*.

CONCLUSIONS.

Si nous cherchons maintenant à résumer l'étude que nous venons de faire, nous croyons pouvoir tirer les conclusions suivantes :

1° D'accord avec les auteurs modernes nous admettons une inflammation du tissu cellulaire pelvien.

2° Cette inflammation siége le plus souvent primitivement dans le tissu cellulaire du ligament large, dans celui de la fosse iliaque et quelquefois même dans le tissu cellulaire situé plus haut le long de la colonne vertébrale.

3° Elle est toujours consécutive à une plaie de l'utérus (qu'elle soit puerpérale ou non).

4° Elle reconnaît toujours pour cause une inflammation des lymphatiques et des ganglions de la région envahie.

5° Nous proposons de lui donner le nom de lymphadénite péri-utérine.

BIBLIOTHÈQUE NATIONALE R.F. IMPRIMÉS

Paris.— A. PARENT imprimeur de la Faculté de Médecine, rue M.-le-Prince, 29-31.

www.ingramcontent.com/pod-product-compliance
Ingram Content Group UK Ltd.
Pitfield, Milton Keynes, MK11 3LW, UK
UKHW021223230726
13926UKWH00003B/1202

9 782014 052527